U0340991

不可思议的 人体大探秘

《手术两百年》主创团队 同心童萌童书馆 编著/绘

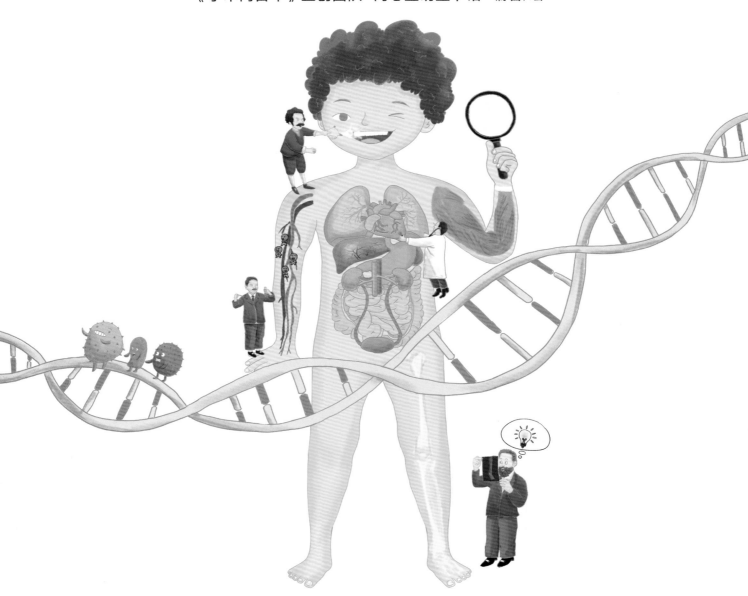

清华大学出版社
北京

内容简介

本书是面向 5~12 岁儿童展现人类与疾病抗争、人类探索身体的科普绘本，通过揭开鲜为人知的探索过程和真相，通过身体探索和医学故事让孩子爱上人体科普，从而真正认识自己的身体。

本书封面贴有清华大学出版社防伪标签，无标签者不得销售。

版权所有，侵权必究。举报：010-62782989，beiqinquan@tup.tsinghua.edu.cn。

图书在版编目（CIP）数据

不可思议的人体大探秘 / 《手术两百年》主创团队，同心童萌童书馆编著 . —北京 : 清华大学出版社，2021.5
ISBN 978-7-302-57766-9

Ⅰ . ①不… Ⅱ . ①手… ②同… Ⅲ . ①人体－少儿读物 Ⅳ . ① R32-49

中国版本图书馆 CIP 数据核字 (2021) 第 049883 号

责任编辑：张　弛
装帧设计：赵　景
责任校对：赵琳爽
责任印制：杨　艳

出版发行：清华大学出版社
网　　　址：http://www.tup.com.cn, http://www.wqbook.com
地　　　址：北京清华大学学研大厦 A 座　　　邮　编：100084
社 总 机：010-62770175　　　邮　购：010-62786544
投稿与读者服务：010-62776969，c-service@tup.tsinghua.edu.cn
质量反馈：010-62772015，zhiliang@tup.tsinghua.edu.cn
印 刷 者：小森印刷（北京）有限公司
经　　销：全国新华书店
开　　本：210mm×275mm　　印　张：6　　字　数：263 千字
　　　　　（附赠品 1 册）
版　　次：2021 年 5 月第 1 版　　印　次：2021 年 5 月第 1 次印刷
定　　价：138.00 元

产品编号：090247-01

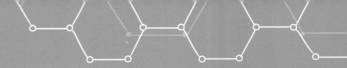

了解人体，才能更加敬畏生命

《不可思议的人体大探秘》依托于纪录片《手术两百年》的内容重新编写而成。《手术两百年》是中国第一部全景展现人类与疾病抗争的医学简史，斩获十余项纪录片大奖。《手术两百年》剧组历时 3 年，前往英国、美国、德国、法国、意大利、匈牙利、土耳其、印度等 12 个国家和地区，拍摄到世界重要的医学博物馆、医院和医疗研究机构 70 余家，采访了 50 多位国际顶级医学专家，其中包括 15 位中国两院院士。上下两百年，纵横几万里，将人类与疾病抗争的历史一一展现。

《不可思议的人体大探秘》是不可多得的少年儿童人体、医学科普读物。书中将推动外科历史向前发展的重大事件和重要人物作为脉络，一步步展示人类如何通过人体解剖来真正了解身体，又如何在了解人体构造后通过外科手术来治疗疾病，以及如何克服手术中的疼痛、失血、感染等难题，更是将血液分型、X 射线透视、麻醉剂试验、心脏介入手术、大脑区域探秘、器官移植、癌症治疗等重大发现和发明进行了全景式呈现，由此引发少年儿童读者的兴趣，感慨人体的神秘、人类的智慧和医学的伟大。

此外，《不可思议的人体大探秘》还可以当作一本少年儿童励志读物进行阅读。每一位医学家的人体探索故事都充满了各种各样的误解、反对、质疑、抨击，甚至是死亡威胁。加斯帕雷·塔利亚科齐因为帮助病人造出新的鼻子，死后被抛尸荒野；威廉·莫顿为了亲身验证乙醚的麻醉效果，险些因为吸入过量而一命呜呼；塞麦尔维斯提议医生在接触病人前必须反复洗手，却招来了反对与嘲笑，直到 30 多年后的新发现才使他赢得了尊重和瞩目。但这些医学大咖身上大胆设想、勇于冒险、坚韧不拔、善良助人的闪亮品质值得每个孩子了解、领悟、学习，并以他们作为人生的榜样。我们之所以要引领少年儿童了解身体，了解医学和医学史，是为了告诉他们生命的价值和意义。生命自诞生之日起，就与疼痛和疾病紧密相连。从人类互助互救，到医学者前仆后继研究解除身体病痛之法，展现的不仅是医者仁心的博大情怀，更是对生命的尊重和敬畏。

愿我们的孩子能借此书长学识，窥一斑而知全豹，知一段历史而更能感受到生命的意义。

池建新

——《手术两百年》制片人

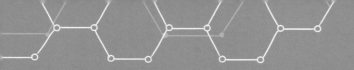

敬畏自然，敬畏生命，敬畏医学

大千世界，万物生灵；浩瀚宇宙，无垠太空。让我们敬畏，让我们遐想。

人体的未知数最多，包括我们对自己，也包括医学对众生。人体的这些未知数就是人体的奥秘，我们可以在星空翱翔，我们可以登上月球，但我们对自体的了解和认识却还很不够。从心脏跳动到眼睛识物，从记忆到梦幻，从动作协调到失控不能，从健康无恙到罹病痛殇，几百年、几千年，传统中医、现代医学探索不懈、发展不断。二三百年前，人类主要是对人体的认识，如身体解剖结构、血液循环调节等；近二三百年，主要是对疾病的认识。由于麻醉、抗感染、输血等的发展使外科崛起，医生可以打开身体，眼见为实，实施手术。特别是近二三十年，在其他学科的渗入和推动下，医学的发展进入了一个新的时代：影像技术、微创技术、生物化学技术，以及遗传学、基因组学、蛋白组学等的进步，使诊断治疗更加多能、多元，更加精准。

而医学又不是一个纯自然科学，它的对象是人，人有思想、感情、意愿、要求，以及家庭、社会背景；人有伦理、道德、社会、制度协调约束。我国抗击新型冠状病毒肺炎疫情的决定性胜利，是"人民至上""生命至上"和全民行动的伟大实践。

我们从《十万个为什么》开始学习科学，我们或许从《不可思议的人体大探秘》开始了解医学。人体是玄妙的，或者是有趣的；人体是有些不可思议的，却是非常重要的。了解、认识人体，了解、认识疾病，会让我们敬畏自然、敬畏生命、敬畏医学，会让我们爱护环境、爱护身体、爱护自己、爱护他人。

也许知识、本领和技术是从兴趣开始的。思考和探索人体的奥秘应该是每个人，特别是青少年不可或缺的兴趣，况且我们有了这本丰富有趣、科学严谨的科普读物。生命诚可贵，人体多奥秘，健康最重要，就让我们从怀着极大兴趣读这本书开始吧！

郎景和

中国工程院院士

著名妇产科医学家

目录 CONTENTS

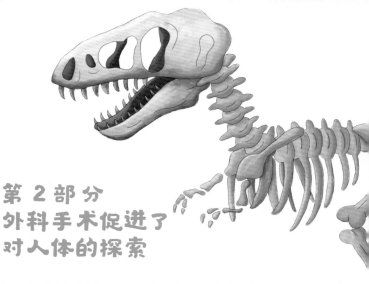

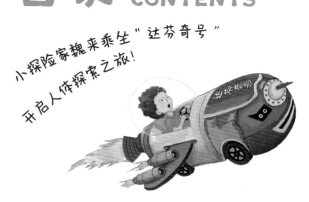

小探险家魏来乘坐"达芬奇号"
开启人体探索之旅！

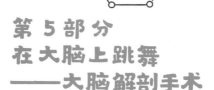

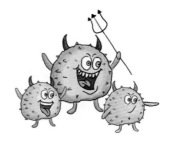

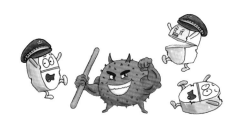

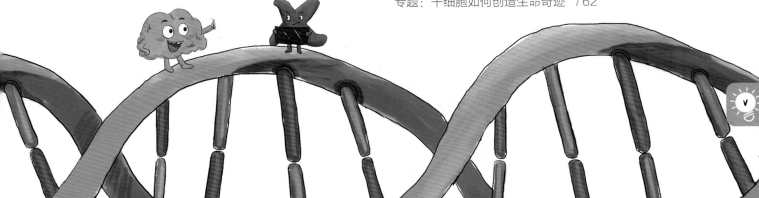

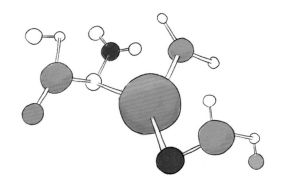

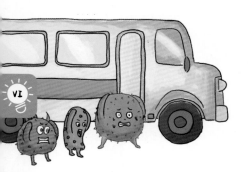

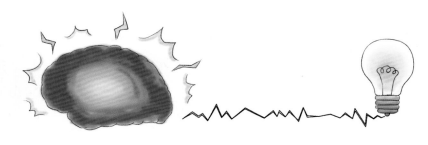

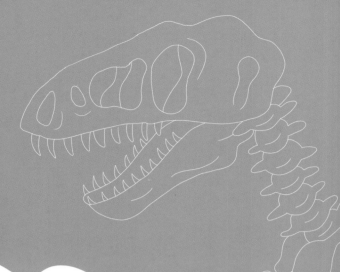

第1部分

人类的自救探索

据统计，在今天，全球人口平均寿命为 71.6 岁，但仅仅在 100 年前，这一数字还只是 31 岁，这令人叹为观止的进步和许多因素有关，而其中一个无法忽视的因素是医学的进步。

疾病和死亡或许是人类最难以摆脱的噩梦之一，但伴随着手术和医学的发展，人类对身体的探索也越来越深。

对身体的探索可以追溯到人类蒙昧初开的时刻。

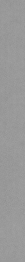
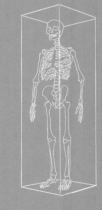

疾病，让人类开始了对身体的探索

今天，我们生了病会去看医生，那原始人得了病该怎么办呢？那时没有医院，对人体也没有足够的了解，难道只能等待死亡来临吗？不！原始人自有智慧。

这只霸王龙喉咙部位曾患过癌症。

恐龙也遭受过疾病的困扰

位于纽约的美国自然历史博物馆里收藏着世界上第一具完整发掘的霸王龙化石。古生物学家认为，这只生存于6600万年前的霸王龙可能是迄今发现最早的癌症病患。许多不同的霸王龙标本都有癌症的痕迹。这证明，强大如恐龙，身体也同样遭受着疾病的困扰。

原始人生病了怎么办？

在今天，全球人口平均寿命为71.6岁，仅仅在100年前，这一数字还只是31岁，原始人的寿命就更短了。

原始人在危机四伏的世界里生存，随时可能到来的袭击和疾病促使他们试图寻找生命的秘密。

有时同伴身体受伤流血了，其他原始人就会用烧热的石头放在伤口上，他们认为这样能治病。这是一种善良的表达，也是一种粗糙的、原始的医学。

在原始人破碎的头骨里发现了愈合的痕迹

为了让族群里的人活下来，原始人试图探索身体，与疾病和死亡对抗。他们开始想办法切开身体的外部组织，对疾病和受伤部位进行治疗。

快看，这是一颗 1 万年前人类的头骨。这上面有一个圆圆的洞！

这代表头骨曾经破碎过，但后来又愈合了，这证明原始人进行了某种类似现代手术的操作，头骨的主人活了下来。这是医学的萌芽。

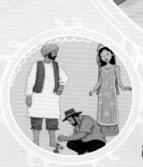

"有病乱投医"的古人

因为对疾病和身体的认知不全面，很多古人生病后不是去医院，而是用一些不科学的"土方法"。

比如我国大兴安岭地区的鄂伦春人生病了，会请来萨满巫师又跳又磕头，不停地念经祈祷，认为这样能把他的病魔驱走。

由于对身体的浅薄认知，欧洲人和印度人相信一种"放血疗法"，认为人生病了，给身体放放血就可以了。

古代很早就有了剖宫产手术

2003 年，考古学家在新疆吐鲁番盆地的一处古墓群里，发现了一具 1500 年前的女性干尸，她的腹部有一道 17 厘米长的疤痕！在电子扫描镜下，考古学家发现伤口的周围有用马尾毛缝合的痕迹，于是推测，这位女性生孩子时发生了难产，医生从腹部把孩子取了出来。但在 1500 年前的医疗条件下，她不可能存活。虽然这是一次失败的尝试，但却是现代剖宫产手术的雏形。

幸运的现代人

意外、疾病随时威胁着人们的生命，比古人幸运的是，今天的人们可以通过专业系统的医疗救助获得生存机会。

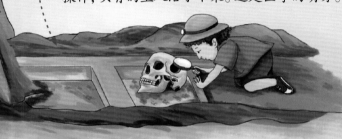

我妈妈也是难产，通过剖宫产生下了我！没有古人的这些尝试，也许我也无法顺利出生了。

喂喂，我是魏来小侦探！什么？北部山区有人受伤，需要"达芬奇号"的医疗救助？没问题，我马上抵达！

干尸

03

人体内部探秘的**曲折进程**

公元 2 世纪，一个名叫克劳迪亚斯·盖伦的医生在古罗马行医。古罗马有个剧院，主要进行角斗，盖伦就主要医治受伤的角斗士。在这里，他开始了人体解剖的第一步。

拿刀追着猪、牛、羊跑的人有了大发现

为了更好地医治受伤的病人，盖伦开始寻找探索身体奥秘的方法。

当时做尸体解剖是很困难的，盖伦不做人体解剖，他经常通过解剖动物来了解其内部结构，试图从动物的身体来推理人类身体的构成与运行方式。

盖伦认为身体的平衡决定了生命的健康程度。他认为体液分四种，即黏液、黄胆汁、黑胆汁和血液，它们流经全身，保持人体的活力。

如果它们是均衡的，人就是健康的；如果它们的平衡被打破，人就会生病。

人体解剖给外科医学插上"翅膀"

在没有解剖学以前，医生做的手术是黑暗中的手术。

因为医生切在身体上的每一刀都不知道是什么情况，这种感觉就像在黑暗中摸索着做饭，随时都可能发生切到手指等危险。

而有了解剖学以后，医生了解了人体的构造，就仿佛房间里开了灯，什么都能看得见。所以，解剖学指挥了医生的大脑，也操纵了医生的双手。

一个好的外科医学家，要非常熟悉人体结构，他做手术的时候，知道手术刀从哪个间隙进去很容易分离肌肉，但又不会损伤大的血管、神经，同时把需要暴露的地方暴露出来。直到 14 世纪，人体解剖学科开始兴起，才让人类推开了现代医学的大门。今天外科医学所能做到的一切，都要拜它所赐。

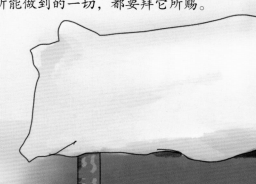

有围栏的坟墓是防谁？

英国是世界医学活动最早开始的国家之一。

现在，在英国爱丁堡最古老的墓园中还有一个奇怪的现象：一些古老墓穴的外部被重重的围栏围起，似乎是在防备"鬼怪"从坟墓中出来。

但事实上，这些围栏要提防的并不是"鬼怪"，而是偷盗尸体的活人。

那时候，有些疯狂的人发现一个商机：把死亡不久的人的尸体从坟墓里挖出来，可以卖给医学院进行解剖。

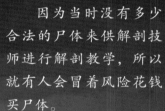

因为当时没有多少合法的尸体来供解剖技师进行解剖教学，所以就有人会冒着风险花钱买尸体。

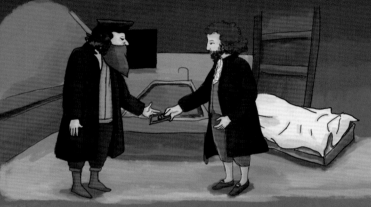

于是，在金钱和暴力的驱使下，医学史上臭名昭著的杀人案件在爱丁堡发生了。

死后被做成"人体骸骨"的人

爱丁堡大学解剖博物馆内展示着一具人体骨骼，他叫威廉·伯克。

1828年，威廉·伯克和威廉·黑尔在他们开设的旅馆中先后杀死了15人，并将这些尸体卖给了爱丁堡大学医学院的解剖教授。

这样的罪恶行径持续了整整一年，直到有人无意中在他们的旅馆内发现了受害者的尸体。事发后，威廉·黑尔神秘失踪，而威廉·伯克则被当众绞死。

医学的第一原则是治病救人，而不是伤害。用无辜人的血来换取技艺的精进，这不是医学发展的初衷。

为了让人们永不遗忘这一解剖学史上最大的罪恶，凶手威廉·伯克被绞死后，他的身体被做成了骸骨，在解剖博物馆中陈列了100多年，以示惩戒。但是，比起之前人体解剖的历史，人们可以在医学研究中解剖尸体，已经是时代发展的巨大进步了。

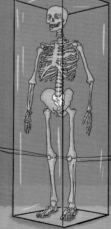

人体解剖终于有了大发现

1353 年之后，为了战胜夺去千万人生命的黑死病，医生们终于被允许可以通过解剖来了解人体。就在这股探索人体内部奥秘的热潮当中，一位佼佼者脱颖而出。

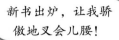

新书出炉，让我骄傲地叉会儿腰！

维萨里 2.0

维萨里 1.0

维萨里和《人体的构造》

1537 年，23 岁的安德烈·维萨里来到意大利帕多瓦大学，担任解剖学课程的教师。

当时解剖学课堂上使用的教材依然是盖伦 1500 年前的著作。盖伦解剖的都是动物，如猪、狗、牛、羊等，人体的器官和动物器官虽然类似，但不完全相同，所以一些有关肝脏、心脏以及骨骼的器官特征记录都是错误的。

维萨里雄心勃勃地想自己编写一套全新的解剖学教科书，以展示自己的发现。1543 年，29 岁的维萨里真的写成了一部伟大的医学著作《人体的构造》，被认为是现代解剖学的奠基之作。

年轻有为的维萨里老师！

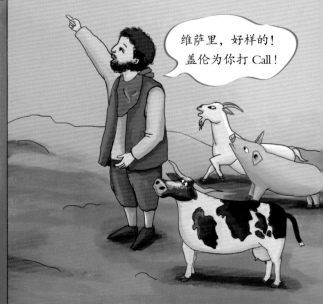

在这本书里，维萨里将自己的解剖研究成果配合写实的图画与详细的描述，将身体的各个器官第一次以精准复现的方式表达出来，是人类历史上第一部以图文形式描述人体解剖学、介绍解剖方法的完整著作。

维萨里，好样的！盖伦为你打 Call！

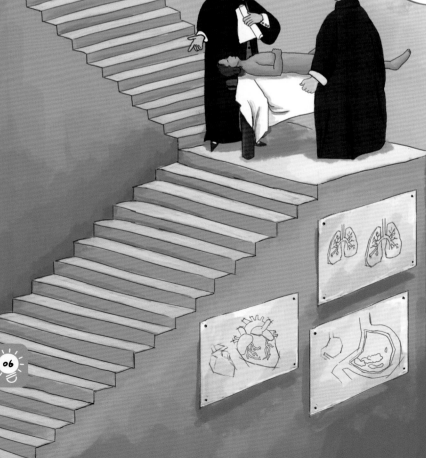

06

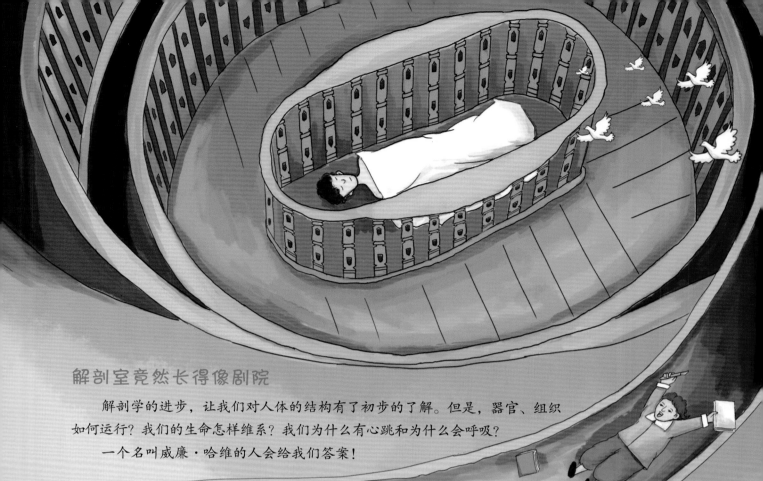

解剖室竟然长得像剧院

解剖学的进步，让我们对人体的结构有了初步的了解。但是，器官、组织如何运行？我们的生命怎样维系？我们为什么有心跳和为什么会呼吸？

一个名叫威廉·哈维的人会给我们答案！

意大利帕多瓦大学曾经是欧洲最负盛名的医学院校，也是维萨里工作过的地方。这里有一个古老的解剖剧院，建于1594年。每次医生在这里解剖尸体时，都有几百名医学生像观众一样举着蜡烛照亮整个解剖室，看上去就像在剧院里看戏剧。还有一个乐队会同时演奏慰问曲，为这个解剖剧场增添了更多仪式感。

威廉·哈维的发现：心脏是一个泵

1602年，来自英国的威廉·哈维加入了帕多瓦大学医学生的队伍。在一场场尸体解剖观摩和操作中，威廉·哈维开始思考与研究：人体的血液系统是如何循环的。自帕多瓦大学毕业后的20年间，哈维用不同的动物做实验，终于在1628年出版了《论心脏和血液的运动》一书。他用明确的实验数据论证出心脏就是一个泵，血液从心脏左心房出发，通过动脉循环然后通过静脉回到右心房。今天，我们知道的心脏有规律地收缩和舒张，不断地吸入和压出血液，通过血管与全身各器官、组织相连，都是基于哈维的研究。

我们的身体 (内部解剖)

皮肤，最大的人体器官

皮肤是人体面积最大的器官。一个成年人的皮肤展开面积在 2 平方米左右，重量约为人体重量的 16%。

肺脏，给予我们畅快的呼吸

肺位于胸腔，左、右各一个。肺有呼吸作用，不断吸进清气，排出浊气，实现机体与外界环境之间的气体交换。

心脏，身体的永动机

心脏的外形像一个桃子，相当于一个拳头大小，重量约 250 克。心脏的主要功能是把血液运行至全身体各个部分，以供应氧和各种营养物质，使细胞维持正常的代谢功能。

肝脏，不可小瞧的家伙

肝是人体最大的消化腺体，有代谢、储存糖原、解毒，分泌胆汁以及吞噬防御等重要功能。成年男性肝的重量将近 1.5 千克，女性约为 1.3 千克，约占体重的 1/50。

胆囊，苦涩又伟大的所在

胆囊由于储存胆汁而呈蓝绿色。胆囊具有浓缩、储存和排空胆汁的功能，从而起到调节胆道压力的作用。

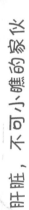

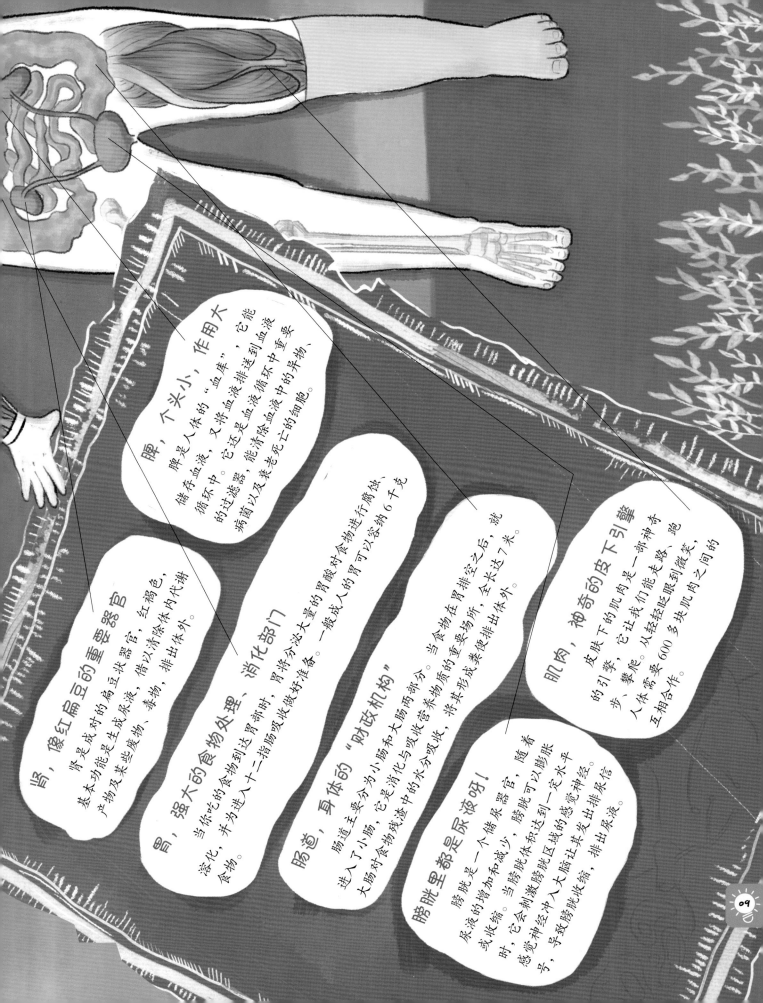

脾，个头小，作用大

脾是人体的"血库"，它能储存血液，又将血液排送到重要循环中。它还是血液循环中重要的过滤器，能清除血液中的异物、病菌以及衰老死亡的细胞。

肾，像红扁豆的重要器官

肾是成对的扁豆状器官，红褐色，基本功能是生成尿液，借以清除体内代谢产物及某些废物、毒物，排出体外。

胃，强大的食物处理、消化部门

当你吃的食物到达胃部时，胃将分泌大量的胃酸对食物进行腐蚀、溶化，并为进入十二指肠吸收做好准备。一般成人的胃可容纳6千克食物。

肠道，身体的"财政机构"

肠道主要分为小肠和大肠两部分。当食物在胃排空之后，就进入了小肠，它是消化与吸收营养物质的重要场所，全长达7米。大肠对食物残渣中的水分吸收，将其形成粪便使排出体外。

肌肉，神奇的皮下引擎

皮肤下的肌肉是一部神奇的引擎，它让我们能走路、跑步、攀爬，以轻轻眨眼到微笑，人体需要600多块肌肉之间的互相合作。

膀胱里都是尿液呀！

膀胱是一个储尿器官，随着尿液的增加和减少，膀胱可以膨胀或收缩。当膀胱体达到一定水平时，它会刺激膀胱区域的感觉神经。感觉神经冲入大脑让其发出排尿信号，导致膀胱收缩，排出尿液。

我们身体的肌肉

肌肉是身体肌肉组织和皮下脂肪组织的总称。人体肌肉约 639 块，约由 60 亿条肌纤维组成，其中最长的肌纤维达 60 厘米，最短的仅有1毫米左右。大块肌肉约有两千克重，小块的肌肉仅有几克。没有肌肉，人体就不能通过神经完成动作。肌肉还有保护骨骼，减轻击打、碰撞给骨骼带来的冲击的作用。

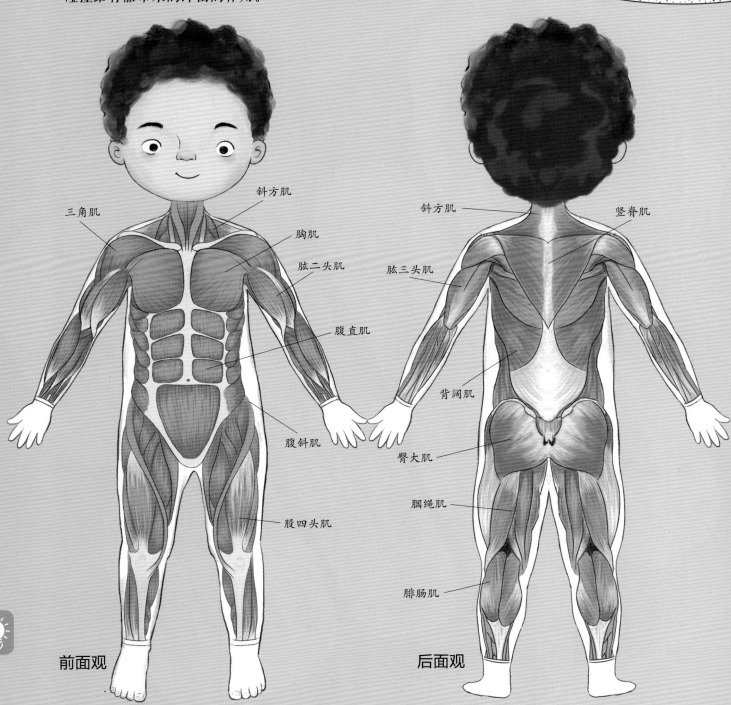

肌腹　纤维束　肌纤维　结缔组织膜　肌腱

肌肉解剖图

斜方肌　三角肌　胸肌　肱二头肌　腹直肌　腹斜肌　股四头肌

斜方肌　肱三头肌　竖脊肌　背阔肌　臀大肌　腘绳肌　腓肠肌

前面观　后面观

第 2 部分

外科手术促进了对人体的探索

　　今天，因为对身体的了解，使外科医生可以在人体的任何部位做手术，除了医生高超的技术、现代化的医疗设备外，更需要依赖手术的"三大基石"——止血、麻醉、消毒的安全保障。

　　走过最初的蒙昧时期，从逐一攻克这三大难关开始，人类的身体探索故事逐渐变得精彩起来。

探索人体的初期，很多人失去生命

当人体解剖被允许后，外科手术成为探索人体的先驱行为。但早期的手术总是伴随着流血、疼痛和死亡，让病人很痛苦。这些痛苦和绝望背后，改变人类命运的伟大变革正在逐步到来。

最早做手术的人是理发师

今天，我们的头发长了，爸爸妈妈会带我们去理发馆，请理发师来修剪头发。

可是，在中世纪的英国，理发师不仅要理发，还要帮人处理伤口、做手术，这是为什么呢？

之所以是理发师，是因为当时的医生们认为，一旦双手沾染了鲜血，那可是一件有损尊严的事情。而理发师身份低微，给人刮脸时经常出血，所以，会随身携带绷带和止血带。于是这种"有损尊严"的事情就落到了理发师身上。

理发师不但要给人们修剪头发，还要帮人做放血、拔牙、截肢等手术！

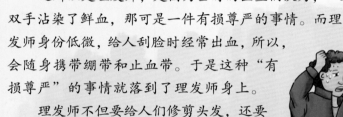

我到底做错了什么，需要干这么多活儿？

理发师你快点吧！

为什么理发店门口都有一个条状彩灯柱？

几乎全世界的理发店门口都有一个条状彩灯柱。

这种条状彩灯柱就源自英国中世纪的理发店。

据说红色代表血，白色代表用来擦血的手帕或者白布；也有红色代表动脉，蓝色代表静脉的说法。

1745 年，英王乔治二世敕令成立皇家外科医学会，外科医生从此与理发师分家，但理发店门前的三色灯柱却一直沿用下来，并被世界各地效仿。

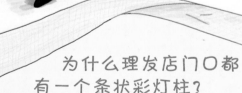

白色代表白布

蓝色代表静脉

红色代表动脉

让一台手术成功的三大难题

即便如此，除非万不得已，人们并不愿意登门向理发师求助，因为大家都知道，做手术就是拿自己的生命开玩笑。

为什么这么说？

因为从理发师的时代到 19 世纪，每一次手术都是"三无手术"——无麻醉、无止血、无杀菌。

手术病人随时都可能因为疼痛、病菌感染或者失血过多等原因而死去。

因为对人体的认知不足，这三项成为 19 世纪中期手术最难攻克的难题！

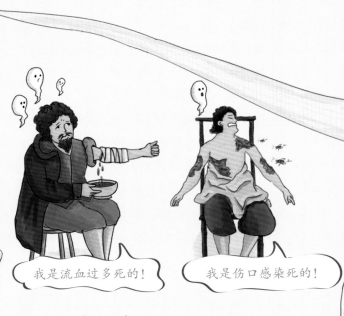

为什么流血过多人就会死掉？

防止病人失血过多是外科医生需要解决的首要问题。

不然，手术还没做完，人就可能因为失血过多而死去。

血管在我们的身体中如同地球上的河流一样，四通八达，纵横交错。人体中的血管包括动脉、静脉和毛细血管三种。在这些血管里流淌着维持人生命的鲜血。一旦我们身体的皮肤屏障遭到破损，皮肤下血管里的血就会喷涌而出。

一个成年人体内有 4000~5000 毫升血液，一旦失血量达到 1500 毫升以上，就会引起大脑供血不足，进而出现昏迷甚至死亡。

守护病人的生命源——止血

防止病人在手术中因失血过多而死是外科医生需要解决的首要问题。今天医生们的止血工具与方式有很多，也很成熟，但对止血的探索开端可以追溯到中世纪的欧洲战场。

军医竟用烧红的烙铁给士兵止血

法兰西军事博物馆是世界三大军事历史博物馆之一。

在馆内收藏的 50 多万件战争藏品中，最吸引人的就是早期的火枪火炮。

火枪火炮的出现是军事历史的巨大革命，却让外科医生头疼不已，遭遇到了巨大挑战！

当时战争残酷，很多士兵被炸伤了胳膊、腿后只能截掉坏死的肢体，以保全身体，不再继续感染、恶化。

但是，火枪火炮对人体造成的伤口参差不齐，而且常混入火药、尘土、草屑等异物，伤口很容易发生感染。就算受伤的士兵忍受巨大疼痛接受了截肢等手术，还是会因为大出血、伤口感染问题而死去。而军医们用来止血的工具竟然是形状各异的烙铁！

在没有任何麻醉的情况下，把烙铁在火上烧红后直接按压在伤口出血处，把血管烧凝结了，这样，伤口暂时就不出血了。可是士兵们却经常会疼得晕厥，甚至死亡。

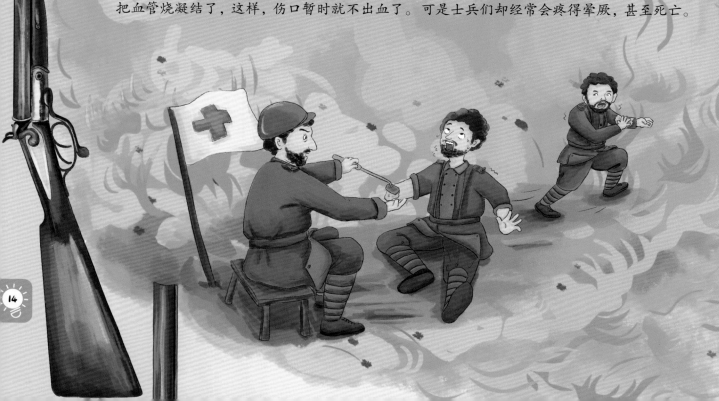

一个做了军医的理发师，让止血变得 "so easy"

这时，一位"小人物"的出现彻底解决了这一军事界和手术界的难题！

他，就是一位叫安布列斯·帕雷的法国年轻人！

你没猜错，帕雷曾经也是一名理发师！

1536 年，26 岁的帕雷被招募进了军队，成为一名军医，给受伤的士兵做手术。

士兵们的痛苦哀号震惊了帕雷，他开始思索一种更好的止血方法。

1552 年，在一次给士兵的截肢手术中，帕雷没有使用烙铁，而是用针、线和一把人们从未见过的钳子，成功地避免了大出血的发生。

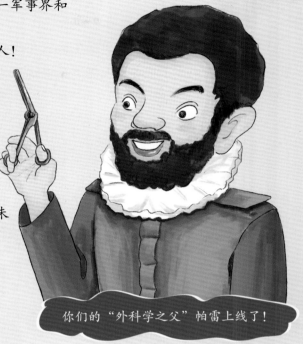

你们的"外科学之父"帕雷上线了！

这就是帕雷发明的"鸦喙钳"，是不是跟鸟类的嘴巴很像？

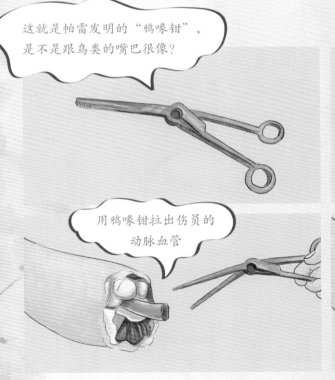

用鸦喙钳拉出伤员的动脉血管

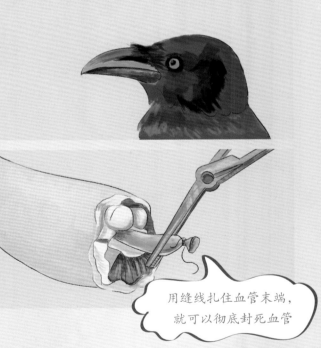

用缝线扎住血管末端，就可以彻底封死血管

此后，钳子配合针线的钳夹止血法被不断改良，并沿用至今。

除了让士兵们告别烙铁外，帕雷还有很多医学创新——他用温和的药膏代替沸油清理枪伤的伤口，设计了许多外科及整形器械，甚至还发明了给伤残军人使用的义肢、义眼和带齿轮的关节，这些行为的背后充满着医生对病人的关怀和怜悯。

让手术病人尖叫——疼痛

止血问题虽然解决了，但医生给病人做手术会让病人感受到巨大的疼痛，甚至因疼痛而死亡。于是，就出现了很多让人哭笑不得的情况。

为什么我们会感觉到疼？

疼痛是每个人一生中体验最早和最多的主观感受。

皮肤上有很多小的神经，叫作感觉器，它们能把感受到的东西告诉大脑。感觉器有很多种，有的感觉冷热，有的感觉痛痒，还有的感觉光滑或粗糙。当皮肤受到刺激，表层的神经就会产生疼痛信号，之后迅速传递给大脑。大脑经过分析，开启人体的自我保护机制，促使人做出行动，避开伤害。

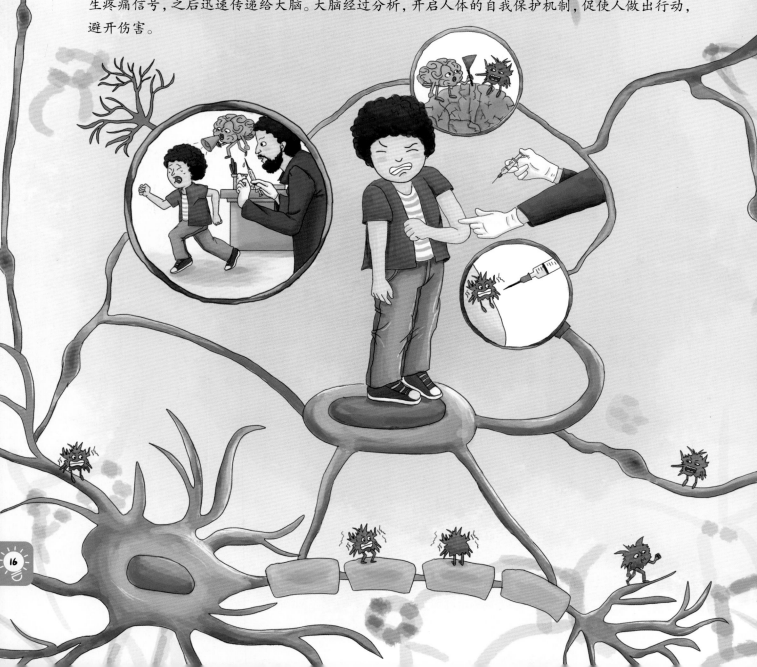

疼痛会使肌肉收缩，心率和血压上升，呼吸加快，并且大量出汗，严重时会导致休克、死亡。实际上，古代医生一直在想方设法解决手术疼痛的问题。

一些医生会用具有致幻作用的植物来缓解疼痛，还有一些医生干脆将病人灌醉或者敲晕。但这些病人通常会在手术过程中尖叫着醒来，剧痛甚至会让一些患有心脑血管疾病的病人死亡。

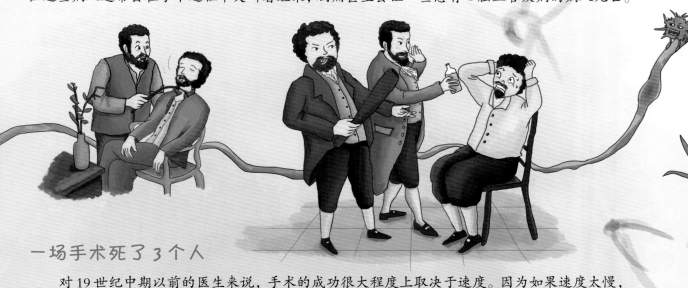

一场手术死了3个人

对19世纪中期以前的医生来说，手术的成功很大程度上取决于速度。因为如果速度太慢，也许手术还没做完，病人就疼死了。

曾被称为"伦敦第一快刀医生"的罗伯特·李斯顿，最快的一次截肢手术仅用时28秒。

一次他给病人截腿，因为动作太快，不小心把助手的两根手指切掉了，助手因流血过多而死去。又因为他下手太快，不小心把病人的生殖器官切掉了一部分，导致他术后感染死去。第三个死亡的人只是在旁边看热闹，结果看到这血淋淋的场面，直接吓得心脏病发作死去了。

于是那次手术变得十分出名，也是唯一一次死亡率为300%的手术。

这样看来，缩短手术时间，显然不是解决疼痛问题的方法。

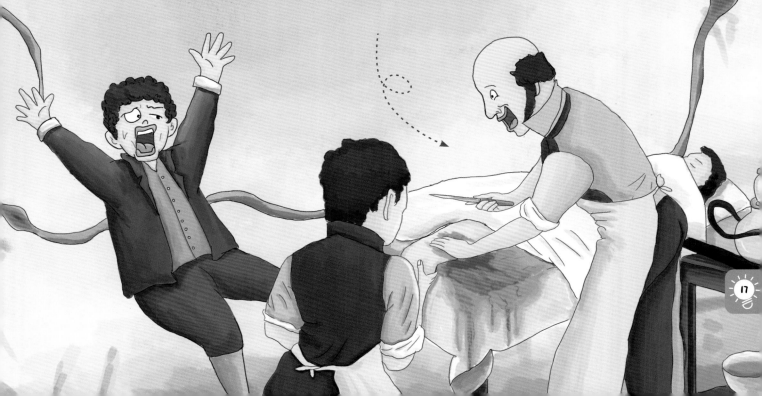

病人疼痛的大救星——乙醚出现了

如果一直无法解决病人在手术中的疼痛问题，外科手术和人体探索自然就难以深入发展。别急，到19世纪中期，又一位医学上的关键人物出现了，他就是威廉·汤姆斯·格林·莫顿。

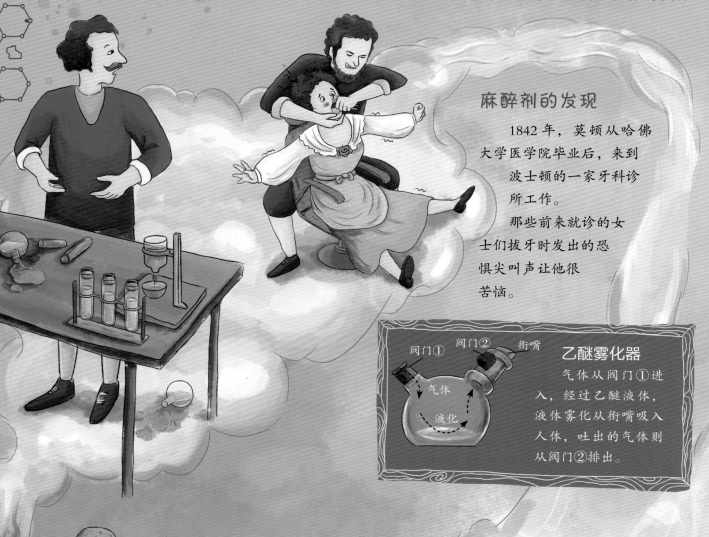

麻醉剂的发现

1842年，莫顿从哈佛大学医学院毕业后，来到波士顿的一家牙科诊所工作。

那些前来就诊的女士们拔牙时发出的恐惧尖叫声让他很苦恼。

乙醚雾化器

气体从阀门①进入，经过乙醚液体，液体雾化从衔嘴吸入人体，吐出的气体则从阀门②排出。

阀门① 阀门② 衔嘴
气体
液化

无法忍受尖叫声的莫顿，在听说一种叫乙醚的化学物质可能具有麻醉效果后，立刻投入了试验。

他先后在妻子养的小狗以及自己身上尝试这种化学物质。

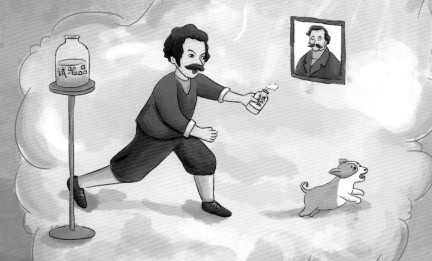

试验品

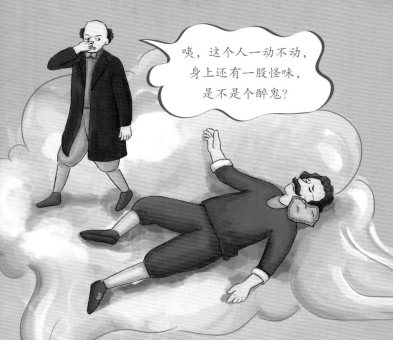

后来，莫顿将乙醚倒在手帕上，吸入体内，他很快昏过去。

若不是手帕自动从脸上掉下来，他可能会因为吸入过量的乙醚而一命呜呼。

醒来后的莫顿明白了问题的关键：必须有效控制乙醚的吸入量。

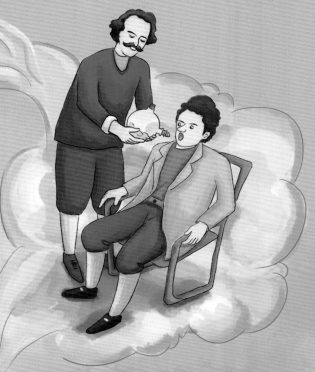

人类第一次麻醉手术

1846 年 10 月 16 日，莫顿来到哈佛大学，在众人的围观中，莫顿手持乙醚雾化器，进行了历史上第一次公开的无痛手术，整个过程持续了 25 分钟。

人们在手术后询问病人是否感到疼痛，他回答道，"我什么也感觉不到，整个过程都睡着了。"

至此，乙醚麻醉剂的消息传遍全球。之后的 10 年间，麻醉几乎被应用到了当时所有的外科治疗中，极大地促进了外科医学的发展。

麻醉医生角色应运而生

随着麻醉药物的出现，麻醉师应运而生。

他们在手术前将麻醉药物打入病人的体内，让病人昏睡或局部失去知觉，手术时就不会感觉到疼痛了。

可是，麻醉师可不只是给病人打一针那么简单！当外科医生忙着做手术时，根本没有时间和精力去观察病人的生命体征，比如，病人是不是缺氧了，是不是血压低了，是不是出现了没有预测的危急情况等。

这时，麻醉师就负责在手术中随时观察病人的状况，并及时向手术医生汇报。

这样看，麻醉师也是非常重要的手术病人"守护神"哦！

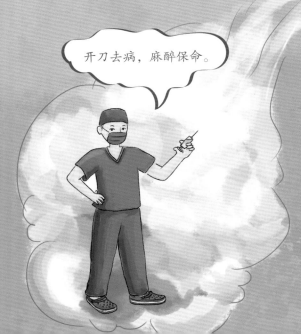

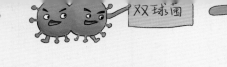
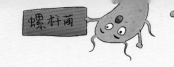

躲在暗处的"死亡杀手"——感染

止血与疼痛问题虽然解决了，但直到19世纪中期，人们还无法做一台安全的手术，因为一个重要的问题一直被忽视。

病人的手术很成功，但是人却死了

在19世纪，医生们做手术时，根本不穿手术服，而是穿着时髦的燕尾服，仿佛他们不是要开刀做手术的，而是来参加宴会的。

于是，明明手术很成功，病人却死了。到底是哪儿出了问题呢？

一切源于人们对伤口感染威胁的一无所知。

医生们除了衣服光鲜亮丽外，没有专业的口罩和防护衣，皮肤没有消毒，空气没有消毒，地面也很脏。

这样一个藏污纳垢的环境特别容易引起手术后的伤口被细菌感染。

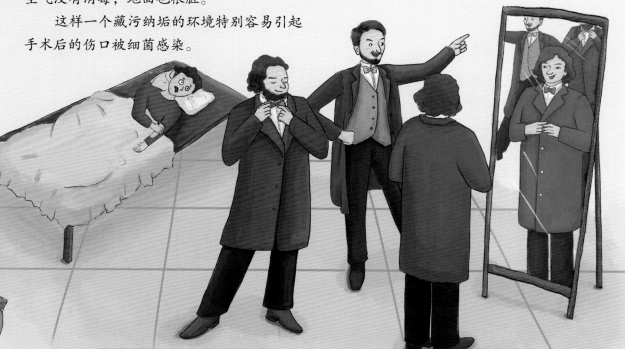

魏来小课堂

什么是细菌感染？

当医生手术后，会用手术线进行伤口缝合。但是，一些致病细菌，如葡萄球菌、链球菌、大肠杆菌等就会趁机钻入破损的皮肤表面，进行繁殖，从而导致伤口红、肿、烫、痛，阻碍伤口愈合，严重的会引起败血症甚至死亡。

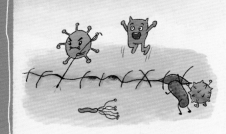

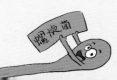

是他，第一个提出医生手术前要洗手

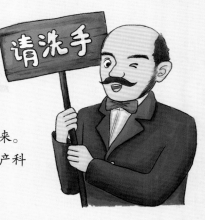

尽管我们已经知道是病菌的传播导致了手术后的感染和死亡，但100多年前的医生并不了解这一点。那时，整个欧洲的术后死亡率都高得惊人，只有一半左右的人能活下来。

当所有人对术后死亡这件事束手无策时，一个无名小卒站了出来。

1845年，27岁的塞麦尔维斯来到奥地利维也纳总医院的妇产科工作。

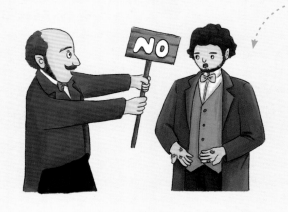

当时，很多女性在生完宝宝后，死于一种叫"产褥热"的疾病。当医生们全都对"产褥热"无计可施时，塞麦尔维斯发现了一个奇怪的现象。

由医生负责的一病区产妇死亡率为16%，远远高于由助产师负责的二病区2%的死亡率。

后来，他终于发现了真相：医生的双手就是导致"产褥热"的罪魁祸首！因为很多医生解剖完尸体后，不洗手或者仅用清水快速洗手就去为产妇接生。

塞麦尔维斯立即要求所有医生在接生前必须用漂白粉反复洗手，从而大大降低了产妇的死亡率。

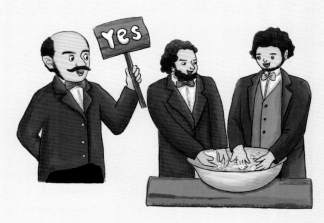

直到1881年，一种名叫链球菌的细菌被发现，人们才知道，正是这些大量存在于尸体与自然界的病菌进入产妇的身体，导致了"产褥热"的发生。

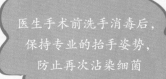

医生手术前洗手消毒后，保持专业的抬手姿势，防止再次沾染细菌

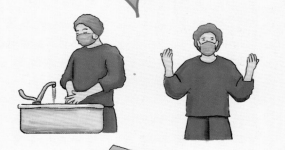

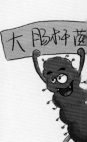

一把普通的手术钳要消毒30多次

今天，全世界的医院都在严格执行着塞麦尔维斯的提议，洗手已经成为医生手术前最重要的消毒步骤。

手术结束后，所有器械都被送到供应室进行严格的消毒处理。一把普通的手术钳，要经过分类、浸泡、刷洗、烘干、上油、包装、灭菌、存储、发放等30多道程序，历时3个小时，才能再次使用，可比我们用洗手液洗手杀菌严格多了！

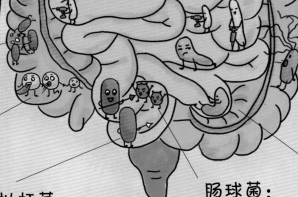

我们的身体与细菌的关系

痤疮丙酸杆菌： 造成青春痘的主要细菌。

韦荣球菌： 抑制龋齿发生。

化脓性链球菌： 引发伤口化脓性炎症。

每个人体内约有1000多种细菌，总数为1000万亿个以上，有些是有益的，有些则会导致疾病，与我们形成了不可或缺的共生生态圈。

芽孢杆菌： 帮助人体消化、吸收营养物质。

大肠杆菌： 中性菌。有益的能抑制有害菌繁殖；有害的会引起炎症。

链球菌： 中性菌。有益的能发酵简单的糖类；有害的会产生多种毒素。

拟杆菌： 帮助消化，与致病细菌做斗争。

肠球菌： 中性菌。有益的可维持肠道菌群平衡；有害的会引发感染。

葡萄球菌： 中性菌。有益的能分解糖类；有害的会产生毒素。

棒状杆菌： 会分泌毒素引发炎症。

梭形杆菌： 会导致溃疡性牙龈炎等。

幽门螺杆菌： 导致胃痛、胃癌等疾病。

双歧杆菌： 抑制有害菌生长、繁殖。

空肠弯曲菌： 侵袭小肠和大肠黏膜，引起肠胃病。

沙门氏菌： 释放大量毒素，导致人体发热、恶心、呕吐等。

乳酸杆菌： 维护人体免疫功能。

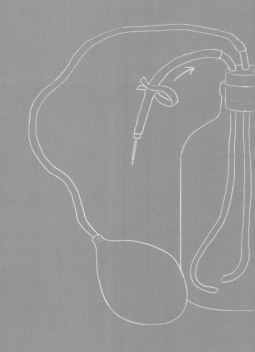

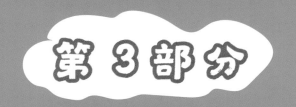

第 3 部分
血液的秘密被发现了

今天的医生已经可以用最小的伤害实施手术。现代化的医疗救助让无数病人获益。

100多年前，虽然消毒、止血和麻醉等基本的医疗技术让柳叶刀终于从人类的体表进入体腔，但是距离安全、有效的手术仍然相当遥远。

医生们想做一台非常安全的手术，离不开对输血这项技术的探索。

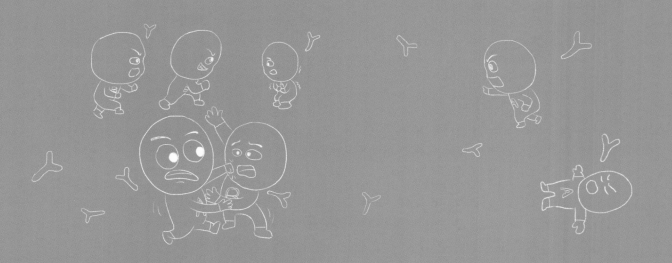

输血——能救命的血液交换

虽然医生们看似解决了给手术病人包扎伤口、止血的难题，但仍然会遇到因伤口过大、手术时间长等原因导致病人失血过多的情况。于是，医生们大胆探索，用他人的血液为失血病人补血。但一个巨大的问题又出现了。

为什么随便输血人会死去？

面对手术中出现的血液快速流失，外科医生最常用的急救方法就是输血，但在 100 多年前，这是不可想象的。

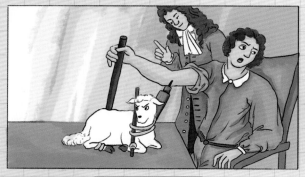

人与动物互输血液

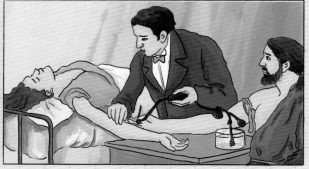

人与人互输血液

当时的医生们为了挽救濒死的生命，曾尝试往人体内输入血液。

但结局往往非常惨痛，大多数接受输血的病人出现发热、疼痛和酱油颜色的尿等症状后离奇死亡，只有极少数人的病症得到缓解。对此，人们迷惑不解。

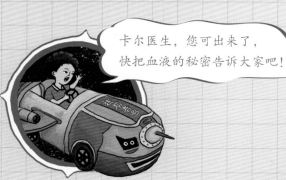

卡尔医生，您可出来了，快把血液的秘密告诉大家吧！

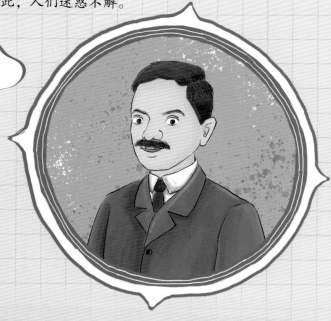

血型的秘密被发现了

直到 1900 年，奥地利著名医学家、生理学家卡尔·兰德斯坦纳发现了人类血型的秘密。

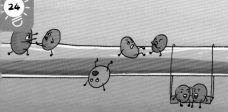

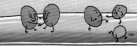

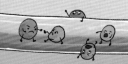

当医学家将两种不同血型的血液相互混合时，在放大 400 倍的微观世界中，将会看到这样的景象：

被侵入的血液迅速产生大量 Y 字形抗体，向企图进入的血液进攻，这是不同血型混合后的排异反应。排异的结果就是两种血液凝成血块，致人死亡。

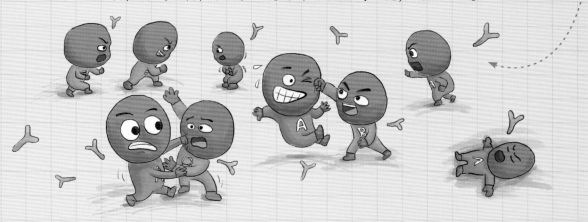

正是通过这样的溶血实验，卡尔·兰德斯坦纳找到了那些输血失败的原因——血型不符。

现在，血型的类型主要为 A 型、B 型、AB 型、O 型。知道血型的分型以后，当病人在手术中出血过多时，医生就可以快速通过输血给他补充血液，从而保证足够的时间将手术完成。

血型对外科医学来讲，是一个里程碑式的标志。

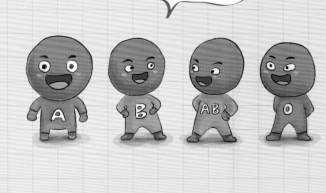

我们是血液家族！

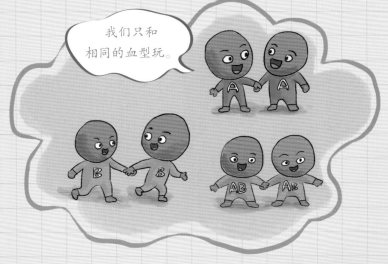

我们只和相同的血型玩。

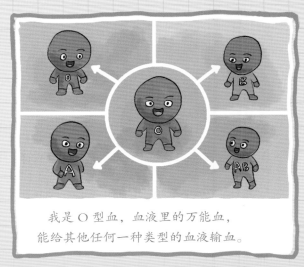

我是 O 型血，血液里的万能血，能给其他任何一种类型的血液输血。

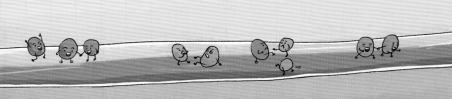

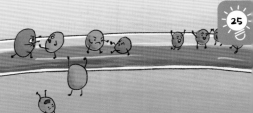

血液保存难题的攻克

1914 年，第一次世界大战爆发。新型武器的使用造成了空前的伤害，士兵伤亡惨重。

虽然知道了血型的秘密，但当时的人们还不知道如何保存血液，战场输血只能采用人对人、现取现输的方法，难以应对战场上的巨大需求。大量受伤士兵因得不到及时输血而失去了生命。

战争的惨烈促进了血液科学的研究

后来，因战争的需求，使可以大量储藏血液的专业输血设备被开发出来，战场上再也无须现场采血。

他们研究出了一种输血设备：一个瓶子上连接着 3 根导管和两个针头。其中，一个针头用于献血者，将血液收集进储存瓶中。储存瓶能够延长血液的新鲜度。当有病人需要输血时，将另外一个针头插入受血者体内，利用抽吸泵将血液挤入导管，从而完成输血。

伤员终于可以在第一时间接受最及时有效的输血治疗，最大限度地挽回生命。

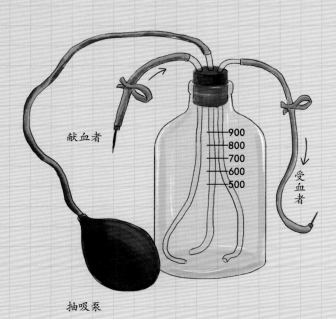

第二次世界大战时期的输血设备

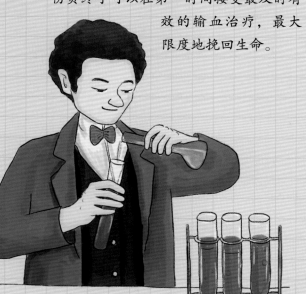

不仅如此，为了防止血液在体外凝固，研究人员还研究出了往血液中加入化学物质柠檬酸钠的方法，以保证血液的新鲜。

柠檬酸钠是一种有机化合物，外观为白色到无色晶体，有清凉咸辣味。在新鲜的血液中加入柠檬酸钠，静置一段时间后，血液出现分层现象：上层为血浆，呈淡黄色；中间层为白细胞、血小板；最下层为红细胞，呈暗红色。血液中加入柠檬酸钠可保持血液不凝固。

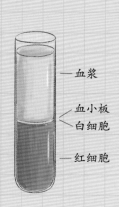

令人惊叹的现代输血技术

今天，输血作为一种急救措施已经从战场走入医院，成为手术室中常见的急救方式。这种技术可以将病人体内的血液抽出来过滤、清洗后，再重新输回他的体内，从而治疗疾病，挽救生命。这种输血技术叫"自体血液回输技术"。

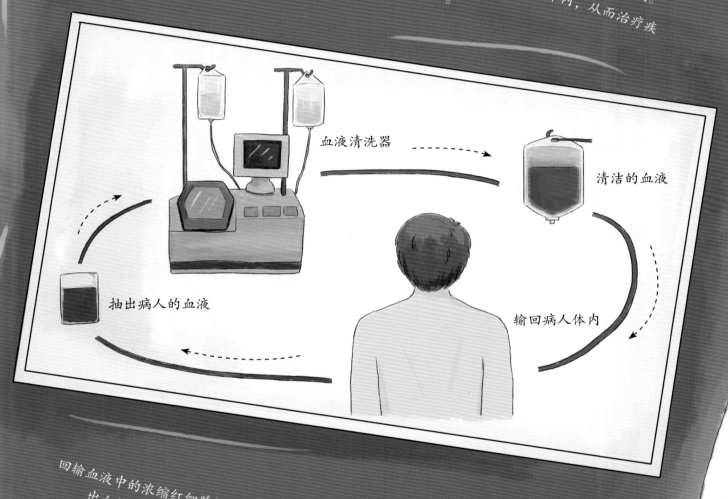

血液清洗器

清洁的血液

抽出病人的血液

输回病人体内

回输血液中的浓缩红细胞活力好，运氧能力强，对骨科大手术或术中出血较多的病人有着重大意义，是血液保护、节约用血的可靠措施。

我们身体的血管与血液系统

血液通过心脏的泵出、泵入在血管内反复循环，永不停止。如果把毛细血管也算在内，人体内的血管长度有 9.6 万千米以上，能绕地球两圈多。

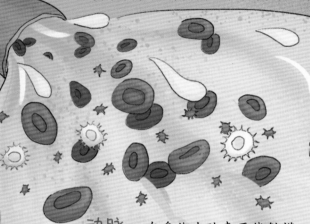

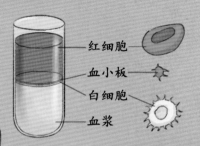

红细胞
血小板
白细胞
血浆

血液： 血液是液体的，主要由血浆、血小板、红细胞、白细胞组成。

动脉： 在身体皮肤表面能触摸到跳动的血管就是动脉。它用来将血液中的营养物质，如氧气、糖类、维生素等输送到身体的各种组织，维持人体活动。

静脉： 在身体表面和四肢上的呈青紫色、不能跳动的血管就是静脉。它把各组织细胞代谢排出的废物，如二氧化碳、尿素等送到肺脏、肾脏等排出体外。

毛细血管： 比头发丝还细，是最尽职尽责的"血液快递员"，能把血液送到身体上最远、最微小的地方。

血浆： 血浆是血液中的淡黄色液体部分，它携带细胞和其他物质，如蛋白、凝血因子和化合物。

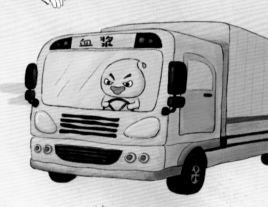

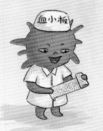

血小板： 血小板是血液中的小片状细胞，主要作用是人体受伤时止血。

红细胞： 红细胞是人体内数量最多的血细胞，主要功能是运输氧气和二氧化碳。

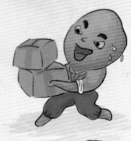

白细胞： 作为身体免疫系统的一部分，当病菌侵入人体时，白细胞能通过变形而穿过毛细血管壁，集中到病菌入侵部位，将病菌包围、吞噬。

第 4 部分

骨骼有了第一张
黑白照片

以前，人生病了，寻找病症的位置对医生来说是一个大难题。现在，医学影像技术的发达，让医生不用切开人体就能探寻到内部的结构和病症。

这一切都源于一个伟大的发现——X 射线。

神奇 X 射线的发现

  100 多年前的人们是无法想象给身体拍张照片就能看到身体内部的样子的。这对他们来说，可能是一个神话。后来，一种射线被发现，彻底颠覆了人们的想象，也将医学和人体探索推向一个新的高度。

一个小实验带来的伟大发现

  在德国古城维尔茨堡有一个伦琴博物馆。

  这个博物馆名字的由来与一位对医学有巨大贡献的医生有关。

  1895 年，在这间古老的实验室里，物理学家威廉·康拉德·伦琴的一个意外发现改变了世界。

  当伦琴对空气放电管进行实验时，他注意到不远处一块小水晶在感应发光。

  水晶为什么会无缘无故地发光呢？

  为了弄清原因，伦琴先后用黑卡纸、书本，以及含铅的砝码挡在空气放电管与水晶之间，他发现水晶依然发光。

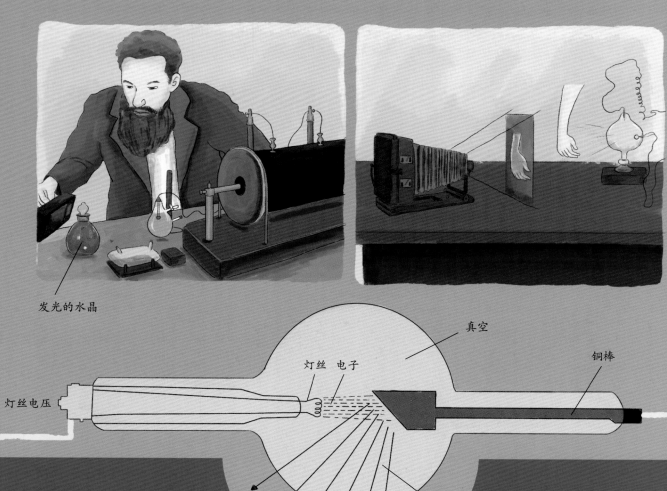

发光的水晶

灯丝电压

灯丝　电子

真空

铜棒

射线

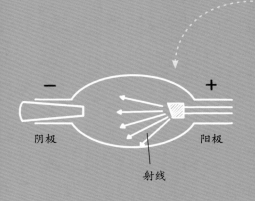

阴极   阳极

射线

这种射线是当高速电子冲击固体时，从固体上发出来的，具有很强的穿透能力，能使照片感光，空气发生电离。

伦琴敏锐地意识到，这次试验可能产生了一种可以穿透大多数固体的新型射线。

他用代表未知数的符号 X 将其命名为 X 射线。

后来，人们为了纪念伦琴的发现，也称 X 射线为伦琴射线。

世界上第一张 X 光片：伦琴妻子的手

兴奋的伦琴叫来妻子，让妻子把手放在装有照相底片的暗盒上，然后用光电管对着手照射了 15 分钟。过了一会儿后，伦琴把一张照片送到了妻子面前。照片上清晰地出现了一只手的骨骼，能清晰地辨认出每根手指的轮廓。

妻子看了，吓得浑身发抖。她简直不敢相信，这竟是自己手的骨骼！

这就是世界上第一张 X 光片。

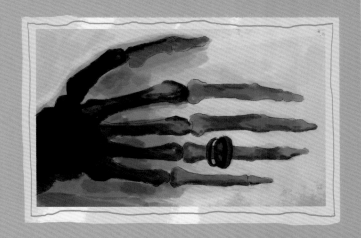

照 X 射线照片成了一种时髦

当伦琴把这些照片通过报纸向全世界展示后，短短几个小时的时间就传遍了全世界。

这种可以穿透一切生物的射线引起了人们极大的兴趣和关注。

人们用它扫描了各种动态的物体，很快激起了全民的狂欢。

很多年轻女性以拍摄 X 光照片作为一种时尚。

还有的鞋店标新立异，让 X 光试鞋机成为鞋店试鞋的标配。

更有一些结婚的年轻人会拍 X 光片作为婚纱照。

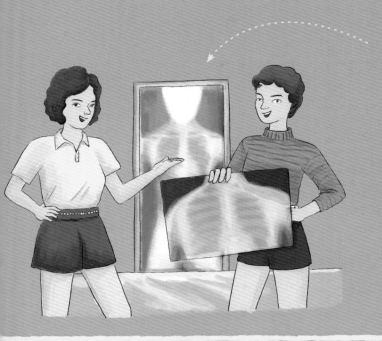

X射线成为医学探索人体的助推器

19世纪，人类已经能够通过多种设备检查人体的多种疾病，但如果因外伤导致身体内部受损，医生却没有办法准确判断受伤位置及受伤程度。

X射线对医学的巨大贡献

X射线是一种能量很大的电磁波，能穿透许多对可见光不透明的物质，如墨纸、木料、人体等。当X射线穿过人体时，能把人体内部的骨骼、内脏全部显示出来，这样医生不用把病人身体剖开，就能知道身体内部的情况和生病的位置，真是一个伟大的贡献！

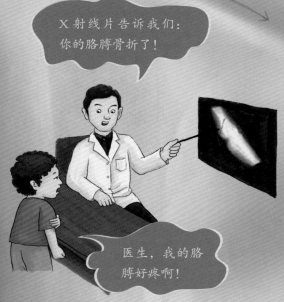

X射线片告诉我们：你的胳膊骨折了！

医生，我的胳膊好疼啊！

19世纪

后来，人类又发明了CT扫描仪和核磁共振仪，使医生不仅能够看到人体内部器官和骨骼的轮廓，还能很清楚地看到内部的软组织，使诊断更加准确。

一场灾难正悄无声息地袭来

德国汉堡圣乔治医院的花园里伫立着一座1936年建立的X射线纪念碑。碑上有350名医学家、科学家、物理学家、化学家、医护人员的名字，他们都是因为X射线的研究和运用而牺牲的。

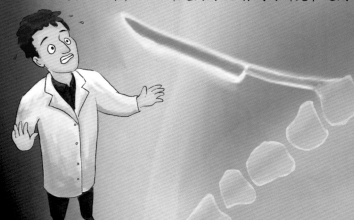

原来，这种无色、无味的射线一旦接触过量，它所产生的电离辐射将严重破坏细胞组织，对人体产生致命的伤害。

由于没有防护，又频繁地接触这种射线，这批最早研究X射线的研究者几乎全部罹患癌症去世了。

结束X射线带来的悲剧

直到33年后，科学家制定了X射线的使用规范，悲剧才就此终结。

尽管X射线曾给研究者带来灾难，但不能否认的是，这种神奇的射线使得越来越多的疾病能够在手术前得到准确诊断，为手术提供安全保障，为人体探索做出巨大贡献。

今天，如果我们生病了，需要去医院照X射线，医生会给你穿上一件特别的防护服进行遮盖，仅暴露需要被检查的部位，这样做就是为了减少X射线对身体的伤害。

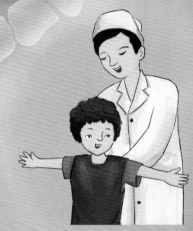

X射线的现代生活应用

除医学之外，X射线还被广泛应用于物理、化学、地质学、生命科学、工程及材料科学等各个领域，为人们的生活提供了极大的帮助和便利。比如，平时乘坐地铁、飞机时，人和行李都要过安检机。安检的原理就是通过X射线实现的。

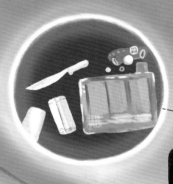

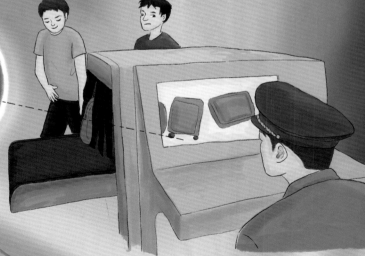

33年后

又比如，X射线还应用在考古学上。在对文物深入考察之前，先用X射线扫射，便能得知其内在的结构。

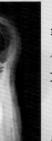

现代生活应用

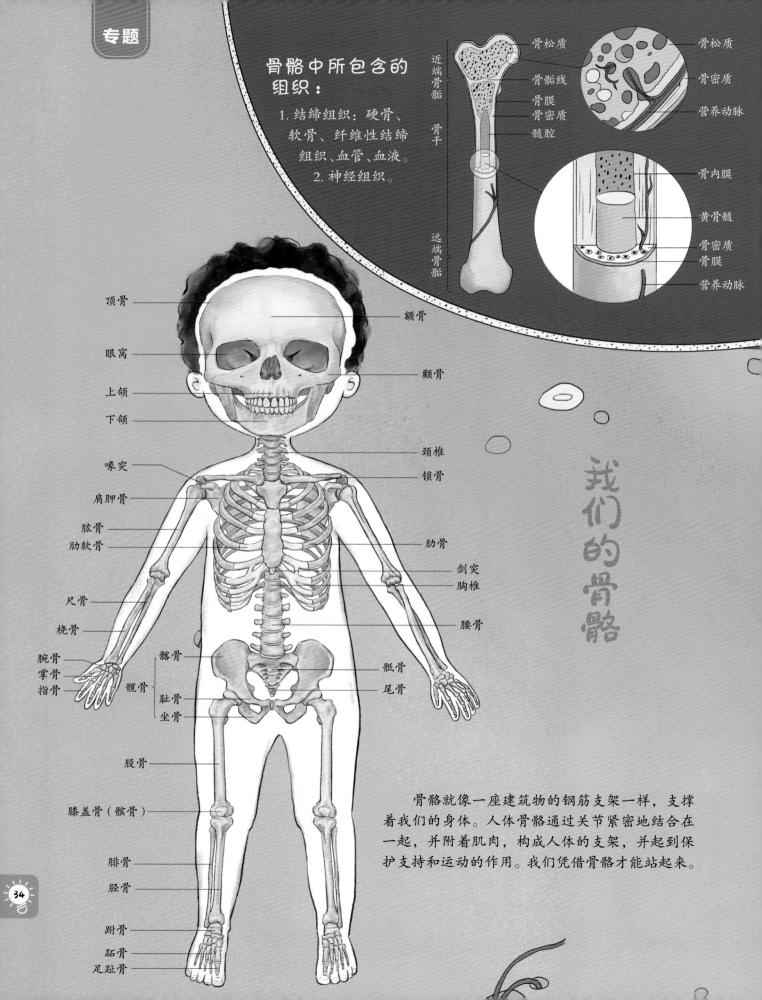

骨骼中所包含的组织：

1. 结缔组织：硬骨、软骨、纤维性结缔组织、血管、血液。
2. 神经组织。

近端骨骺 — 骨松质
骨干 — 骨骺线
— 骨膜
— 骨密质
— 髓腔
远端骨骺

骨松质
骨密质
营养动脉

骨内膜
黄骨髓
骨密质
骨膜
营养动脉

我们的骨骼

顶骨
眼窝
上颌
下颌
喙突
肩胛骨
肱骨
肋软骨
尺骨
桡骨
腕骨
掌骨
指骨
髋骨 — 髂骨 / 耻骨 / 坐骨
股骨
膝盖骨（髌骨）
腓骨
胫骨
蹠骨
跖骨
足趾骨

额骨
颧骨
颈椎
锁骨
肋骨
剑突
胸椎
腰骨
骶骨
尾骨

骨骼就像一座建筑物的钢筋支架一样，支撑着我们的身体。人体骨骼通过关节紧密地结合在一起，并附着肌肉，构成人体的支架，并起到保护支持和运动的作用。我们凭借骨骼才能站起来。

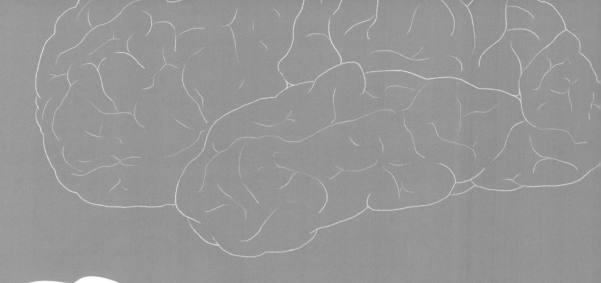

第 5 部分

在大脑上跳舞 ——大脑解剖手术

今天，神经外科医生们已经可以在不伤害大脑重要组织的情况下进入大脑的最深处，直接进行手术操作。这在 50 年前都是无法想象的。

正是因为医生们的不断探索，人类对于大脑疾病的治疗才有了更多的可能和选择。

作为人体最神秘的器官，直到今天，大脑的秘密仍未全部被揭晓。

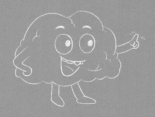
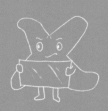

大脑的秘密被发现了

作为人体功能最为复杂的器官之一，大脑决定着我们用什么样的方式认识自己、认识世界。外科医生用大脑赋予的智慧挺身而出，向大脑疾病带来的痛苦、无助和死亡勇敢宣战。

犯罪行为是大脑决定的？

詹姆斯·法隆是一名神经生物学家，10 年间，他研究过千百例精神病患的大脑。

一个名叫史蒂芬·帕多克的人制造了美国拉斯维加斯枪击案。这起疯狂的枪杀案共造成 59 人死亡，超过 500 人受伤。

为什么他要杀人？这成了媒体和普通美国民众关注的焦点。

于是，他成为詹姆斯·法隆的研究对象。詹姆斯·法隆给他的身体注射了一种低浓度的放射性物质，然后进行脑部扫描。通过长期的对比研究，法隆发现，许多恶性罪犯存在共性——他们大脑中的与自控力和同理心密切相关的额叶和颞叶部分的脑功能低下。

额叶负责具体的思考能力、道德观念和判断力。

颞叶负责处理听觉信息，也与记忆和情感有关。

法隆推测，正是因为这些部分大脑功能的缺损，让这些罪犯缺乏道德意识，没有共情能力，最终导致了犯罪行为的发生。

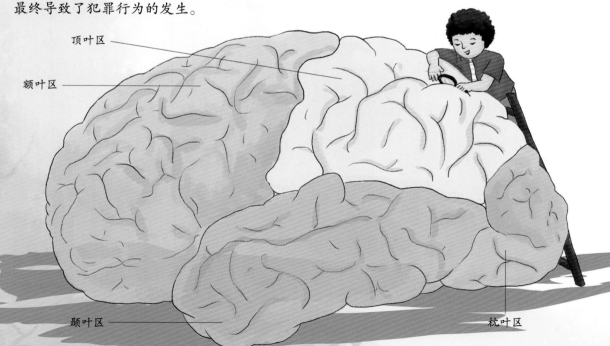

顶叶区

额叶区

颞叶区

枕叶区

神奇的大脑构造

实际上，人类的任何行为、情绪、习惯都和大脑有着超乎寻常的紧密联系。

大脑是人体最复杂精密的器官。作为意识的源头，大脑大约包含1000亿个神经元细胞，这一数量与银河系星体的总数相当。神经元组成的大脑网络指挥着我们奔跑、进食、躲避天敌等等。

大脑里的神经传导束像电线一样，负责我们日常社会功能的重要器官，连起来可以绕地球四周。

库欣的大发现——大脑区域与身体的联系

直到20世纪，虽然人类已经掌握了X射线、无菌术、止血和麻醉技术，但在大脑上做手术仍然是十分困难的。因为大脑布满血管，手术总是伴随着大量出血，而且寻找疾病的位置所在也十分困难。

直到一个医学天才横空出世，一切才发生了改变。

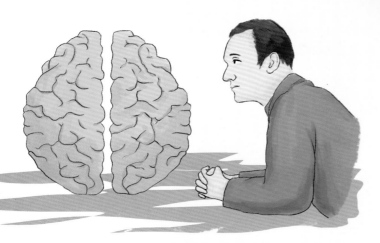

哈维·库欣当时致力于研究人体的大脑功能。

一个名叫伦纳德·伍德的美国军人患有脑膜瘤，他来找库欣治疗。

那时候虽然已经可以拍X光片了，但由于射线照射下只能显示骨骼，却不能显示出大脑这样的软组织，更不能显示这位军人大脑的细节和肿瘤的位置。

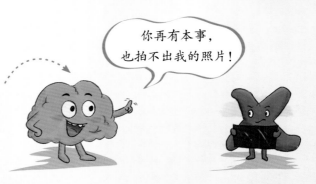

你再有本事，也拍不出我的照片！

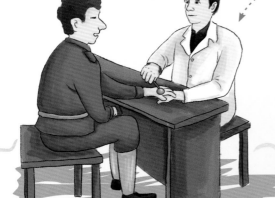

库欣发现，脑部肿瘤的位置与身体部位有一一对应的关系。

因为莱纳德·伍德受大脑肿瘤影响的不良症状出现在左手，库欣根据以往研究认为，刺激大脑的肿瘤其实不在左脑上，而是长在右脑的手部反射区位置。

于是，他就打开右脑那边的颅骨，在掌管右手的大脑部位将肿瘤移除，成功救治了病人。这是一个伟大的发现。

强大的身体指挥官

今天，医学影像已经成为神经外科医生的第二双眼睛，它们可以帮助医生看到患者大脑内部正在发生着什么，而这正是哈维·库欣那个时代的神经外科医生梦寐以求的。

我们的大脑会发电！

在我们的大脑中，不仅有脂肪、血液、水，还有电，这些遍布我们大脑的神经元细胞，就是电源的所在。

它们此起彼伏，发射信号。

清醒时，大脑产生的电量为 10~23 瓦，足以点亮一只灯泡。

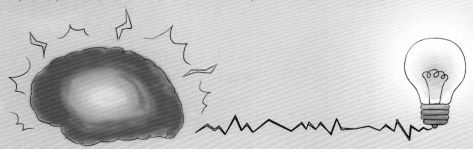

大脑有非常复杂的电路结构，甚至比电子线路都要复杂得多。因为电子线路总有开开合合，但人脑中的连接每时每刻都是不一样的，拥有上百万种甚至数十亿种连接方式。

大脑通过电路传递信号，维系着我们身体的运行，控制着我们的行为。一旦发生紊乱，信号受到影响，就会引发各种神经系统疾病，影响全身。

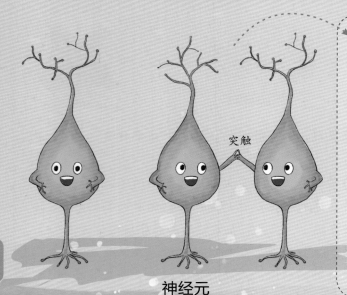

突触

神经元

大脑与神经元、神经纤维

人脑由 1000 亿个神经元组成，神经元之间通过树状分支上的"叶片"，即突触的相互接触而建立连接，以传递错综复杂的信息。

神经纤维是神经元的突起部分。大脑通过神经纤维与身体各个器官相连，发布号令。神经纤维就像一根根电线，将信息从大脑传递到身体器官，也同时将信息从各个器官传递回大脑。

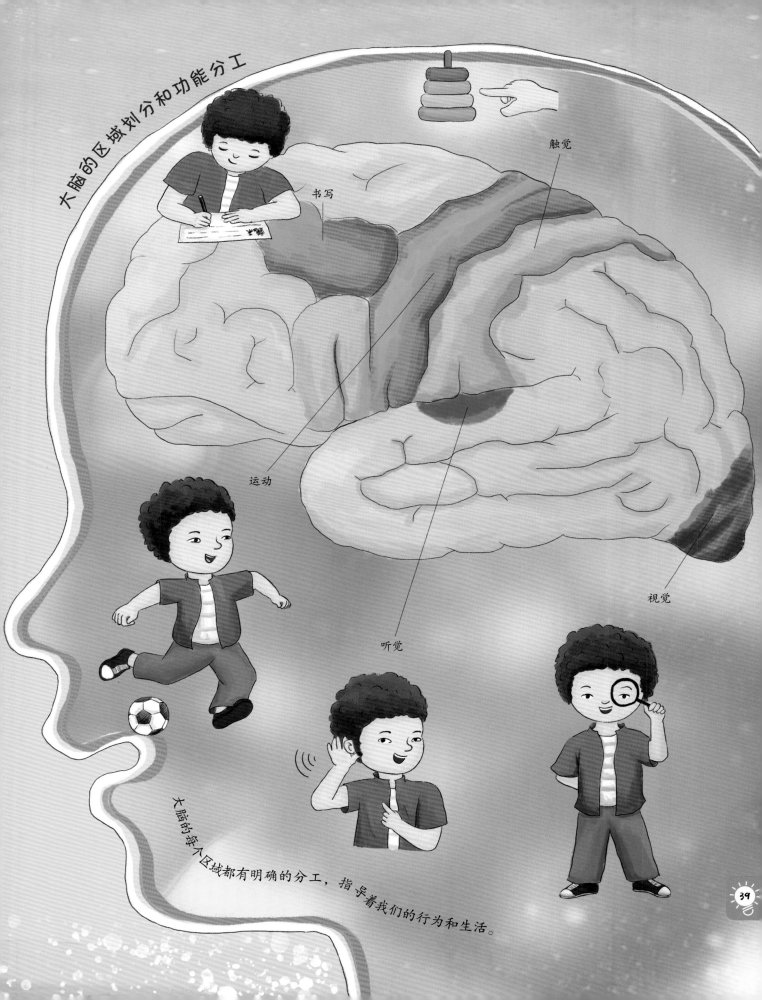

大脑的区域划分和功能分工

书写

触觉

运动

视觉

听觉

大脑的每个区域都有明确的分工，指导着我们的行为和生活。

39

大脑终于有了清晰的照片

在库欣去世近30年后，CT技术的出现终于让医生有机会清晰地看到人类大脑内部的影像。

CT机诞生了！

使用X光检查身体，可以识别关节以及一些和周围组织对比差别很大的部分，而一些对比度低的部位，如肿瘤和血管，则完全看不清楚。

而CT扫描能清楚地区分血管、肿瘤与周围的组织。

下图是当今世界最高端的CT机之一，它拥有目前世界上最快的检查速度与精度。只需0.4秒，机器内部的探测器就可以接收到穿透人体的众多X光束，形成成百上千张X光片。虽然每一张X光片只能展示一个侧面，但如果将这几千张X光片组合在一起，经由计算机合成，就可以把病人的生理结构精确完整地展示出来。

有了这些先进技术，医生就相当于拿到了病人身体里的照片，做起手术来就游刃有余了。

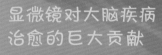

显微镜对大脑疾病治愈的巨大贡献

300年前，显微镜诞生了。

显微镜能为医生提供更好的光照、放大成像条件，还能提高医生移动过程中的操纵能力。

大脑里有成百上千亿的神经纤维，如果想给它动手术，不小心割裂一个口子，就可能让病人丧失一部分身体功能。

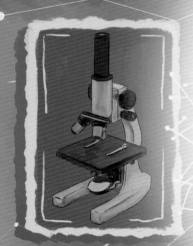

X射线跟

1972年，第一台CT机诞生，用于颅脑检查。

X射线：像把面包压扁了看。

X光会穿过人体，遇到被遮挡的部位，底片上不会曝光，洗片后这个部位就是白色的。就像一片面包或一块棉花。

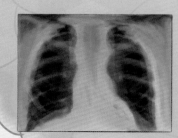

可见，想在大脑上动手术，真的是太难了！

不过，在 20 世纪 60 年代，医生马哈茂德·加奇·亚萨基尔在进行大脑解剖实验时发现，利用显微镜的放大作用，手术刀可以通过大脑褶皱间的缝隙——脑沟。这样手术器械就可以抵达大脑中的任何部位进行手术操作，并且将大脑损害降到最低。

脑沟：大脑皮质在大脑表面形成众多皱褶，大的皱褶为脑沟。

世界上第一例显微镜大脑手术

经过大量的大脑解剖练习，1967 年，亚萨基尔完成了世界上首例显微镜下深入大脑的动脉瘤手术，对病人直径仅有两毫米的血管进行了缝合，显微神经外科就此宣告诞生。这意味着医生可以在显微镜的帮助下更准确地找到疾病所在位置，进行更加精准的治疗。亚萨基尔的成功，让成千上万的脑部疾病患者有了新的希望。

今天，一些严重的脑部疾病都可以通过显微神经外科手术进行治疗。因为亚萨基尔对神经外科的巨大贡献也让他获得"显微神经外科之父"的美誉。

CT 有什么不同？

1974 年制成全身 CT 机，检查范围扩大到胸、腹、脊柱及四肢。

CT：像把面包切片看。

CT 机的检查原理是 X 光会分层穿过人体，之后通过计算机计算后二次成像，就像把一片面包切成片来看，其优点是可以分层看，显示出更多的组织信息。

神奇的半脑切除手术

2 岁的帅帅即将接受神经外科创伤最大的手术——半脑切除手术。帅帅大脑的左侧半球发育不良，正常人有四个脑叶，而他只有三个脑叶，这种异常导致他频发癫痫病。医生将帅帅病变左脑的 2/3 切除，抑制逐渐恶化的病症。让人不可思议的是，帅帅不仅不会因此丧命，那些因手术而暂时丧失的身体功能，也将在未来逐渐被留下的右脑取代。在大脑上操作如此尖端的手术正是人类的智慧和探索在进行的极限挑战。

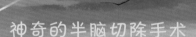

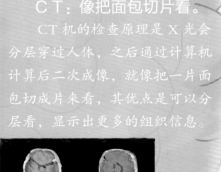

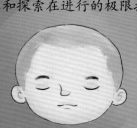

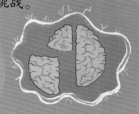

大脑原来是这样的！

你了解你的大脑吗？大脑是人体最重要、最复杂、最神秘的器官。科学家和医生一直对大脑进行研究，虽然有了一定的深入了解，但仍有很多秘密等待着去发现和解答。

1. 大脑有多重？

科学证明，3 岁之前是大脑发育的黄金期。我们刚出生时，大脑重量只有 370 克左右；1 岁时，已经接近成人大脑重量的 60%；2 岁时，已经长到了成人大脑的 75%；3 岁时，已接近成人大脑重量 1400 克了。之后大脑发育速度就变慢了。

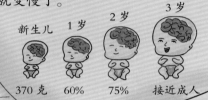

新生儿	1 岁	2 岁	3 岁
370 克	60%	75%	接近成人

2. 大脑感觉不到疼痛？

这个病人做手术时居然是清醒的，看上去更像在理发店做头发。这是清醒开颅手术。因为大脑内没有疼痛感受器，甚至当它被猛击或被切开时也感觉不到疼痛。有时我们会感觉到头痛，是因为颈部、面部、头皮处的血管、肌肉等引起的。

3. 大脑里的血管总长度可绕操场 4000 圈？

大脑活动时需要消耗的能量占体内总能量的 20%。为了保证大脑不缺能量，大脑需要很长的血管。大脑内的静脉、动脉、毛细血管等全部血管接在一起，总长度达到 160 万千米，可绕操场 4000 圈。

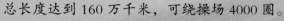

4. 人在睡觉时大脑的活跃度更高？

大脑有一种自我保护机制，会尽量减少自己的工作。我们进入梦乡时，大脑并没有睡，而是在辛苦地处理白天经历的所有事情。但当我们看电视时，眼睛、耳朵已经将画面、声音等全面地展示给我们，给了大脑"偷懒"的机会。所以，看电视能放松我们的大脑，我们长时间看电视也更容易睡着。

5. 男生的大脑与女生的大脑大不一样？

男生的大脑比女生的大脑大 8%～10%。女生的大脑虽小，但却拥有更多的神经细胞和神经连接，可以同时做很多事情，比如看着电视还能玩洋娃娃。

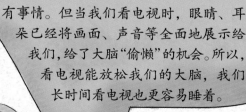

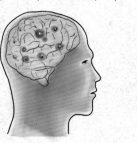

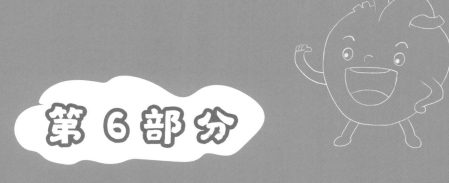

第 6 部分
与心脏亲密对话

今天的医生已经可以非常从容地救治一个严重心脏畸形的婴儿，但在 70 年前，人们还不曾在心脏上做过手术。这样的发展速度令人震惊。

心脏外科是所有外科专业分科中最晚开展的领域。

在心脏上做手术究竟有多难？一切都要从心脏——这个人类最神秘的器官讲起。

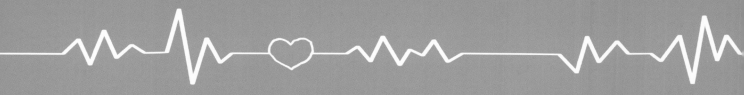

心脏探秘

心脏，给科学家们出尽了难题。

一场惊心动魄的心脏手术

刚出生一个月的依依即将接受打开心脏的手术。

与常人不同，在依依的心脏上，两条本应分别长在左、右心室的动脉大血管，全部长在了右心室。现在，医生们要通过手术纠正这个错误。

经过 6 个小时的手术，医生将依依先天错位的血管重新缝合到正确位置，不久之后，依依就可以开始健康地生活了。

然而，在 70 年前，人们还不曾在心脏上做过手术。心脏外科是所有外科专业分科中最晚开展的领域。

因为在心脏上做手术实在是太难了！

"砰砰砰"的心跳声是怎么来的？

跳动的心脏就像一个设计精良的泵，随着每分钟 70 次的跳动，带动体内的 5 升血液，在全身总长 9.6 万千米的血管中循环，日复一日。

有时，我们贴在他人的胸前能听到"砰砰砰"的心跳声。这种声音是怎么发出来的呢？医学家们经过对心脏的研究发现：心脏这个房子是套"四居室"，4 个卧室分别叫左心房、左心室、右心房和右心室。

心脏中的心房与心室之间有一个瓣膜，它相当于门卫，不停开合，保证心脏泵出的血液朝一个方向流出，而不会倒流。瓣膜打开和关闭时响起的声音就是我们平时听到的心跳声。

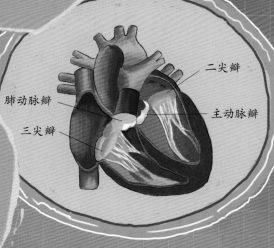

二尖瓣
肺动脉瓣
主动脉瓣
三尖瓣

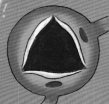
瓣膜打开

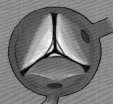
瓣膜关闭

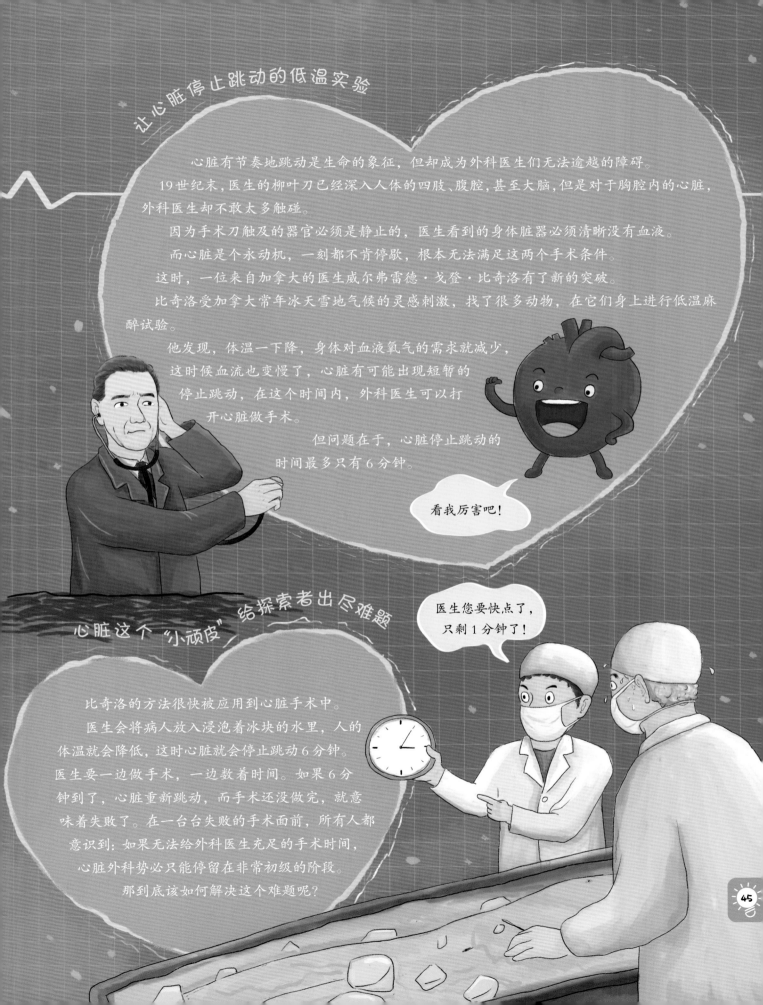

让心脏停止跳动的低温实验

心脏有节奏地跳动是生命的象征，但却成为外科医生们无法逾越的障碍。

19世纪末，医生的柳叶刀已经深入人体的四肢、腹腔，甚至大脑，但是对于胸腔内的心脏，外科医生却不敢太多触碰。

因为手术刀触及的器官必须是静止的，医生看到的身体脏器必须清晰没有血液。

而心脏是个永动机，一刻都不肯停歇，根本无法满足这两个手术条件。

这时，一位来自加拿大的医生威尔弗雷德·戈登·比奇洛有了新的突破。

比奇洛受加拿大常年冰天雪地气候的灵感刺激，找了很多动物，在它们身上进行低温麻醉试验。

他发现，体温一下降，身体对血液氧气的需求就减少，这时候血流也变慢了，心脏有可能出现短暂的停止跳动，在这个时间内，外科医生可以打开心脏做手术。

但问题在于，心脏停止跳动的时间最多只有6分钟。

看我厉害吧！

医生您要快点了，只剩1分钟了！

心脏这个"小顽皮"给探索者出尽难题

比奇洛的方法很快被应用到心脏手术中。

医生会将病人放入浸泡着冰块的水里，人的体温就会降低，这时心脏就会停止跳动6分钟。医生要一边做手术，一边数着时间。如果6分钟到了，心脏重新跳动，而手术还没做完，就意味着失败了。在一台台失败的手术面前，所有人都意识到：如果无法给外科医生充足的手术时间，心脏外科势必只能停留在非常初级的阶段。

那到底该如何解决这个难题呢？

心脏的得力帮手出现了

为了突破 6 分钟的心脏手术时间极限，医生们也尝试研究替代心脏工作的机器，但迟迟没有成功。

美国心脏外科医生克拉伦斯·沃尔特·李拉海的传奇故事，将这种异想天开变为了现实。

一个叫肖恩的 10 岁幸运男孩

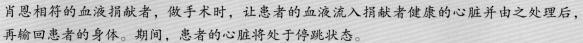

1954 年，一个叫肖恩的 10 岁小男孩被查出患有严重的先天心脏畸形，被送进了李拉海所在的医院。

如果要给他的心脏做手术，6 分钟的手术时间是远远不够的。没有医生敢为肖恩做手术，等待他的只有死亡。李拉海医生想出一个大胆的主意。他找到一位血型与肖恩相符的血液捐献者，做手术时，让患者的血液流入捐献者健康的心脏并由之处理后，再输回患者的身体。期间，患者的心脏将处于停跳状态。

李拉海将这一方法称为"活体交叉循环技术"。这位勇敢的医生打算用自己的职业生涯作为赌注，在心脏手术低迷的局面中杀出一条血路。

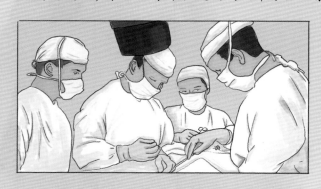

使用"活体"的方式引发了巨大的争议，却给了绝望中的患者一丝曙光。

1954 年，共有 45 个濒临绝境的患者接受了李拉海的"活体交叉循环技术"，包括肖恩在内的 28 个病人幸运地活了下来。

肖恩有了家庭和孩子，过上了正常人的幸福生活，做完了所有想做的事。

李拉海的"活体交叉循环技术"证明了在手术中用其他设备代替心脏工作的思路是完全可行的。

人工心肺机——帮医生抢夺手术时间

现在，一种类似李拉海的"活体交叉循环技术"的机器已经被发明出来。医生给病人做心脏手术的时候，会用到一台非常重要的机器——人工心肺机。

1958 年，人工心肺机正式研制成功。做心脏手术前，就像水管工更换水管前要关上水闸，医生也要让病人身体的血管源头——也就是心脏彻底停跳。

体内本应流经心脏的血液被管子引入手术台旁的一台机器当中，本应由心脏承担的工作被这台机器完全接管。

这样，病人的心跳虽然停止了，但人还活着。

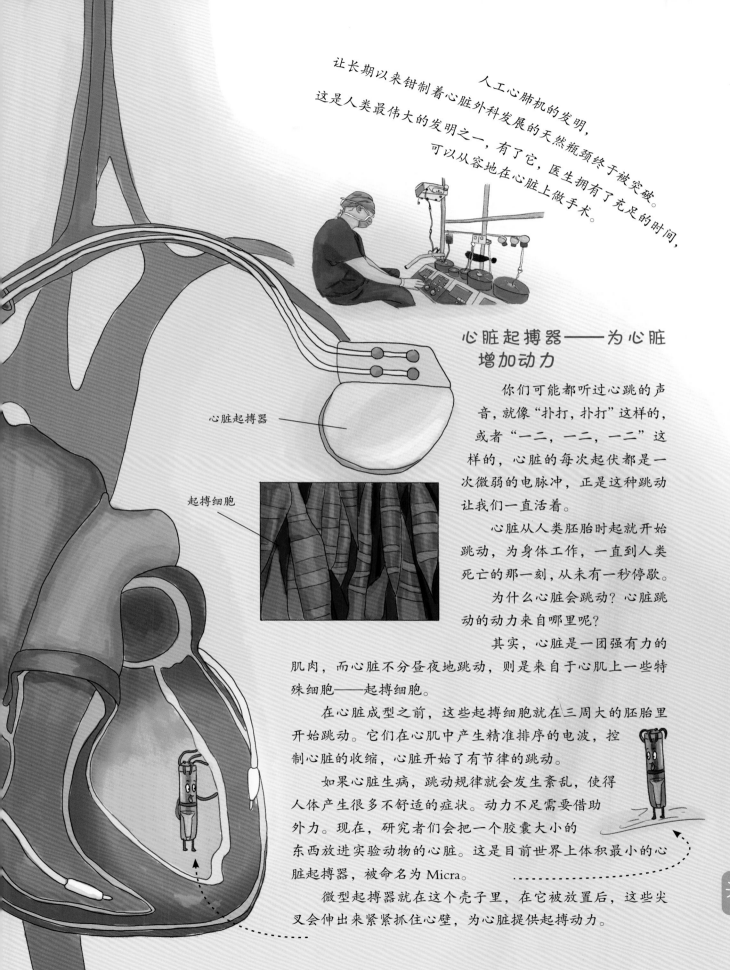

人工心肺机的发明，
让长期以来钳制着心脏外科发展的天然瓶颈终于被突破。
这是人类最伟大的发明之一，有了它，医生拥有了充足的时间，
可以从容地在心脏上做手术。

心脏起搏器

起搏细胞

心脏起搏器——为心脏增加动力

你们可能都听过心跳的声音，就像"扑打，扑打"这样的，或者"一二，一二，一二"这样的，心脏的每次起伏都是一次微弱的电脉冲，正是这种跳动让我们一直活着。

心脏从人类胚胎时起就开始跳动，为身体工作，一直到人类死亡的那一刻，从未有一秒停歇。

为什么心脏会跳动？心脏跳动的动力来自哪里呢？

其实，心脏是一团强有力的肌肉，而心脏不分昼夜地跳动，则是来自于心肌上一些特殊细胞——起搏细胞。

在心脏成型之前，这些起搏细胞就在三周大的胚胎里开始跳动。它们在心肌中产生精准排序的电波，控制心脏的收缩，心脏开始了有节律的跳动。

如果心脏生病，跳动规律就会发生紊乱，使得人体产生很多不舒适的症状。动力不足需要借助外力。现在，研究者们会把一个胶囊大小的东西放进实验动物的心脏。这是目前世界上体积最小的心脏起搏器，被命名为 Micra。

微型起搏器就在这个壳子里，在它被放置后，这些尖叉会伸出来紧紧抓住心壁，为心脏提供起搏动力。

从血管直通心脏

现在医生之所以能将各种电子设备放入心脏，对心脏进行各种介入性治疗，全得益于心脏导管的发明。

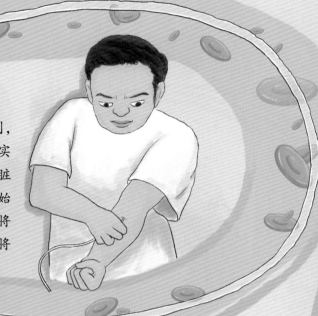

大胆的冒险——福斯曼的故事

1929年，25岁的沃尔纳·福斯曼在一篇论文中读到，有人曾在马身上完成了将细导管经由静脉插入心脏的实验。他想在人身上试验一下，因为这或许是一个为心脏注射药品的安全方式。夏日的一天，年轻的福斯曼开始了自己大胆的冒险。他用手术刀切开了自己的静脉，将一根导尿管插入静脉中，在 X 射线的指引下，缓慢地将导尿管推到了心脏位置。

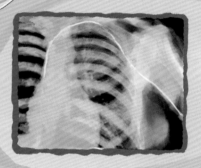

福斯曼心脏导管术的 X 片

此前从未有人这么做过，甚至从未有人这样想过。作为一名医生，福斯曼非常清楚这种行为很危险：导尿管在穿过身体的过程中有可能会引起出血，甚至威胁生命。

顺着血管，回到血液的源头——心脏，这样的想法被福斯曼先后试验了 9 次。

但当他将试验结果公开后，却引起极大的反对声浪：人们认为福斯曼的身体试验简陋而危险，也没有医生敢于尝试。

备受打击的福斯曼再也没做过任何关于心脏病学的研究。超越时代认知的行为，带给他的是职业上的毁灭性打击。终其一生，福斯曼都只是一名普通的泌尿科医生。

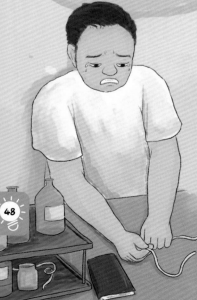

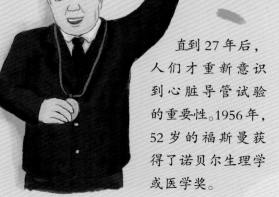

直到 27 年后，人们才重新意识到心脏导管试验的重要性。1956年，52 岁的福斯曼获得了诺贝尔生理学或医学奖。

福斯曼开创了一个身体介入的新时代

福斯曼开创的这一方法为如今的多种心脏手术奠定了基础，救治了数不清的病人。

这位勇敢而倔强的医生开创了一个血管和心脏介入的时代。

目前，医生可以通过人体血管对心脏进行药物和手术治疗。如果没有福斯曼的研究，一旦心脏生病，医生们只有割开身体、打开心脏才能完成手术和治疗。而现在，心脏病患者在做手术治疗时，不必对身体大开刀，只需很小的拆创口就能做完手术，在医学上，这叫"微创化"治疗方式。

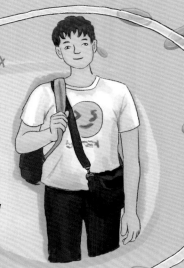

人工心脏——心脏的替身

心脏手术技术虽然日渐成熟，但是，心脏疾病依然还是威胁人类健康的头号杀手。

21岁的大男孩小叶每天都要背一个黑色的背包，在坐公交、地铁的时候，他都会小心翼翼地保护好自己的背包，不让其他人碰到。因为背包里装着他的"生命力"。

遗传性的心脏肥厚使小叶的心脏无法泵出足够的血液，最终会导致心脏衰竭。

医生决定先在小叶的心脏上安装一个"人工心脏"。

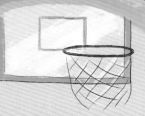

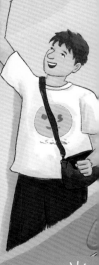

安装了人工心脏的小叶可以工作、唱歌、打篮球，唯一麻烦的是，他需要每天给背包里的人工心脏电池组充电。

这个看似简单的装置，其实凝聚了几代科学家的心血。医疗器械移植进人体，帮助人体功能运转，是医学上的巨大成功。

在和病魔斗争的过程中，医生们作为人体探索的先驱者，要与陈旧的观念对抗，也要与匮乏的想象力作战，在无数的障碍、挫折和失败面前，唯一的解决方法就是坚持。

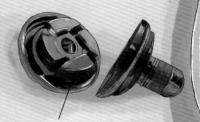

人工心脏

这是世界上最小的人工心脏，它的内部有一个特殊金属叶轮，在电力驱动下，叶轮的旋转可以代替心脏收缩，将血液泵到全身，让病人活下去。

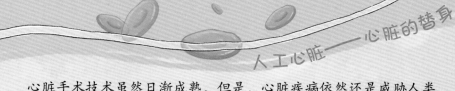

你不知道的心脏小秘密

专题

心脏在我们的身体中扮演着非凡的角色。那你懂你的心脏吗，知道它都悄悄藏了哪些小秘密吗？我们一起来发现吧。

1. 心脏有多大？

我们常看到的心形其实不是心脏的真实外貌，它更像一个桃子。新生儿的心脏重量约有半颗生鸡蛋重。正常成年人的心脏大小和自己的拳头大小相似，重量和普通桃子差不多。当然，每个人的心脏大小都不一样，它和我们的体重有关系。

2. 为什么运动时心脏会跳动很快？

如果你平时不运动而突然有了大量运动，会觉得费力、气喘吁吁，这是为什么呢？

如果把身体比作汽车，心脏就是身体的"动力小马达"，血和氧气就是燃料。在运动中，我们需要更多的血和氧气。为保持"燃料"充足，"动力小马达"就要更加努力吸入和压出血液，使汽车平稳前行。不经常运动的人，"汽车"突然加速，"动力小马达"就会很费力。

你快提醒他，让他穿衣服，我要去歇会

3. 心脏也怕冷？

寒冷的时候，心脏这个"动力小马达"会通过加快工作来补充身体能量，保证我们的正常学习、生活等。但长时间"加班"对于心脏也是一种负担。这时候身体也会打哆嗦，提醒我们增加衣物保暖。

4. 左侧睡会压到心脏？

我们知道心脏在身体的左边，那睡觉的时候用左侧位躺着，会不会把我们的小心脏压坏呢？其实不用太过于担心，我们的心脏外面有肋骨来支撑和保护。肋骨就像一座城堡，把心脏圈在里面。这样，不管我们用哪种姿势睡觉，都不会压到心脏。

5. 身体里的"自律小标兵"

我们自己可以偶尔偷懒，可心脏却一直忙碌且自律。心脏通过自己的"电力系统"自行跳动，吸入和压出血液，保证我们吃饭、睡觉、学习等活动。当我们刚出生时心脏每分钟跳动120~140次，4~7岁时心脏每分钟跳动80~100次，8岁之后心脏每分钟跳动60~100次。

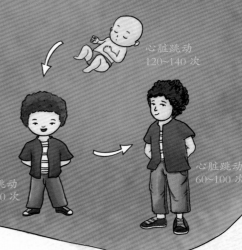

心脏跳动 120~140 次

心脏跳动 80~100 次

心脏跳动 60~100 次

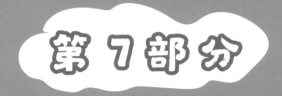

第 7 部分
珍贵的身体礼物
——器官移植手术

　　移植手术被誉为 20 世纪最伟大的医学奇迹之一。今天，外科医生已经可以突破极限，实现对器官的再利用，这是人类互助的巅峰，无数人因此受益。

　　尽管距离世界上第一台成功的器官移植手术只过去了短短 60 余年，但对移植的憧憬早已植根于远古人类的想象当中。

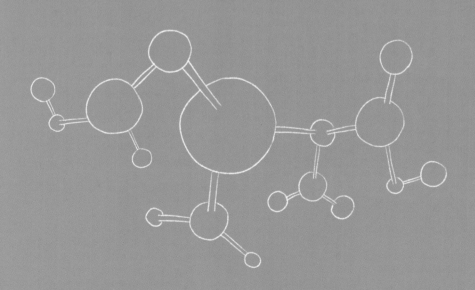

人类最早的器官移植尝试

　　器官移植，从最初的大胆想象到成为现实，期间经历了一个无比艰辛的过程。

一场惊心动魄的肺移植手术

　　一位车祸去世的男子，无偿捐献了自己的肺脏。

　　医护人员携带盛有肺脏的箱子，坐高铁赶往无锡市人民医院。

　　箱子里的冰块和灌注液的低温保护仅能为肺脏和医生争取 6~7 小时的转运时间。

　　一场生命的接力开始了。

　　此时距离肺脏摘除已经过去了 5 个多小时。

　　无锡市人民医院是全球第二大肺移植中心，一台肺移植手术开始准备。

　　手术台上，肺脏被移植到一名患有重度肺衰竭的病人身上，并开始在病人体内工作，让病人重获新生。

　　移植手术被誉为 20 世纪最伟大的医学奇迹之一，器官的再利用是人类互助的巅峰，无数人因此受益。

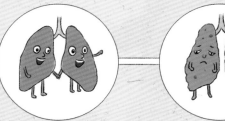

印度象神换头颅带来的启示

　　在印度教的诸神里，象神是非常受欢迎的神祇之一。相传，在一次误会中，印度教"毁灭之神"湿婆的儿子伽内什失去了自己的头颅，借由大象的头颅才得以重获新生。兼具象头和人身，象神拥有了铲除一切困难险阻的巨大力量。

　　事实上，类似的神话传说有很多，在不同文明里都有着移植器官的想法。

　　如果说对巨大力量的崇拜是人类对于移植的最初渴望，那么真正让移植走进现实的却是医者对病患的悲悯和救赎。

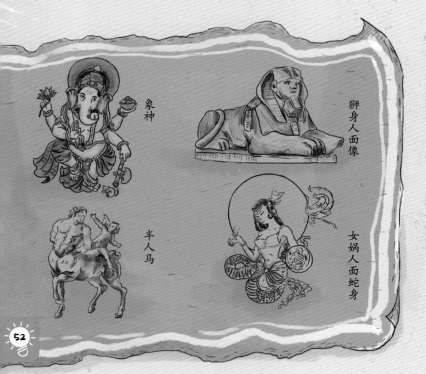

象神

狮身人面像

半人马

女娲人面蛇身

因为帮人造新鼻子，他死后被弃尸荒野

意大利的博洛尼亚大学始建于 1088 年，是西方最古老的大学。

这里拥有世界上第一个人体解剖教室。环绕教室四周的全身塑像是古代著名的医生们。

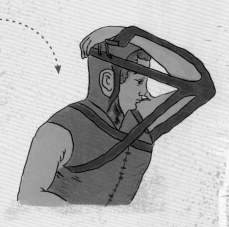

其中，一尊左手拿着鼻子的雕塑特别引人注目，他就是以精妙的"鼻再造术"而闻名于世的加斯帕雷·塔利亚科齐。

以前，有一些疾病会腐蚀人的面部导致人脸变成狮子脸形状，或者被动物咬伤脸部，还有一些鼻子被冻坏的情况出现。

塔利亚科齐对这些病人深表同情，他不顾教廷的反对，决定帮助他们缓解痛苦。

他曾治疗过很多失去鼻子的病人。

塔利亚科齐在病人的左胳膊划出一个长方形，让左胳膊抬起来挨着鼻子，长方形部位的皮肤也会被抬起来，并被恰当地跟鼻子的部位缝合起来，像嫁接一样。

之后，病人要一直保持着这种奇怪的姿势生活，虽然看起来怪异，但可以让胳膊的血液循环维持着鼻子部位皮肤的生存。几周后，鼻子上的皮肤创面位置建立了新的供血，医生就会将皮肤与胳膊的供血切断，进行下一步的鼻子形态修复，让病人缺损的鼻子得到修补。

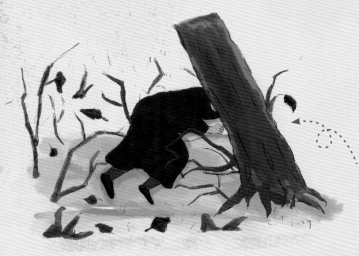

这个看似笨拙实则精妙的设计，就是人类最早的移植尝试之一。

但是，这种堪称先驱的行为，在当时引起了轩然大波。

部分宗教人士认为，鼻子的缺失是来自上帝的惩罚，而医生的救治冒犯了上帝的旨意。于是，塔利亚科齐在死后遭到了弃尸荒野的惩罚。

宗教的压力并没有让医学止步，人们不断地进行一次又一次的大胆尝试。

但当他们开始试图进行异体间的组织或器官移植时，很多困境又让他们止步不前。

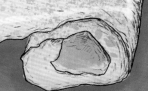

53

缝合器官移植的命脉——血管

没有高超的血管缝合技术，再成熟的器官移植手术也可能走向失败。

父亲把肝脏捐赠给女儿

一个仅 11 个月大的女孩妞妞被诊断患有一种先天性的肝病，肝脏已经严重衰竭。如果任其发展，妞妞很可能在 1 岁内死去。

为了能让妞妞活下去，爸爸决定将自己的一部分肝脏移植给女儿。

作为人体最大的内脏器官，肝脏内的血流极其丰富。妞妞的肝脏严重衰竭，凝血功能极差，一旦手术出现任何纰漏，很可能导致她血流不止。

两间相邻的手术室中，父女两人的肝脏切除手术同时开始了。医生细致地切下了爸爸 1/5 的肝脏。肝脏的再生能力很强，3 个月内它就能恢复到原来的大小。妞妞几近衰竭的肝脏也被切下，相应位置被缝合上爸爸的肝脏。

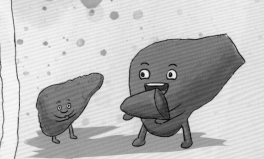

血管缝合，为生命接通血液通道

人体肝脏的血管极细，几乎是主动脉的 1/10。

医生沿用 100 多年前的"三点吻合法"，迅速准确地缝上了最为关键的 3 针，将两根对接的血管固定，在此基础上，继续均匀地吻合 9 针。

"三点吻合法"就是在需要吻合的两端血管横截面上取等边三角形的 3 个顶点作为固定点，如此经过稍稍牵拉，吻合操作就变成了对 3 个吻合平面的操作。

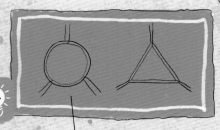

"三点吻合法"示意图

接通血管，打开生门

即便在今天，一个外科医生要熟练地进行这项操作，也需要10余年的磨炼。

所谓器官移植，说到根上，就是要接好血管。因为只有把血供给打通，这个新接入的器官才能够正常工作。

事实上，血管连接的成功与否，是所有器官移植手术的基础。

而这样一个打开生门的技法，从诞生至今，仅有100多年。

受纺织女工启发，他发明了缝补血管法

早在1万多年前，人类就会用动物毛发缝合身体表面的伤口。

到19世纪末，体表伤口的平面缝合技术已经日趋成熟。但是，在面对体内那些柔软且形状立体的血管时，平面缝合的方法很容易造成血管狭窄或漏血，最终导致病人死亡。

这个难题被法国医生亚力克西·卡雷尔攻克。

卡雷尔也为血管的缝合问题头痛不已。一个非常偶然的机会，他看到纺织女工在刺绣时会先用针线在布上固定缝上3针，形成一个等边三角形，再细细刺绣起来，从而受到启发。

经过反复实验，几年后，卡雷尔在手术中实现了"第一次现代输血"。手术中，卡雷尔用"三点吻合法"将一位父亲的动脉与其患病女儿的腿部静脉吻合缝合，由于父女二人血型相同，使得这次输血获得成功。"三点吻合法"是血管缝合术成功的必要条件，也是移植的关键部分。如果没有成功地将一个器官重新连接到血液循环中，移植就行不通了。

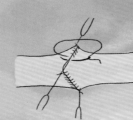

人体免疫力
——器官移植上的"拦路虎"

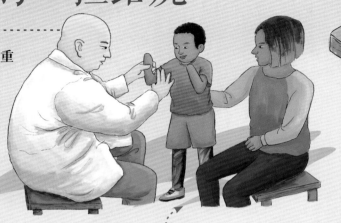

受益于"三点吻合法"，无数生命得到了重生的机会。然而，器官移植仅仅依靠高超的血管吻合技术是不行的，更难的问题出现了。

世界上第一个移植双手的男孩

一个名叫哈维的男孩，由于生病引发了严重感染，两岁时失去了手和脚。尽管装了腿部义肢，哈维可以行走了，但他希望拥有一双真正的手，这样他就可以跟小朋友们一起打棒球了。

经过两年的等待，哈维终于等到了一个各方面都跟他高度匹配的双手供体捐献。

手术正式开始，这是史无前例的尝试。在显微镜下，医生将供体的血管、骨骼、神经、肌肉和皮肤等与哈维的残肢一一连接，所用的缝合线细得几乎不能被肉眼看到。哈维的血液涌入已经移植好的双手，手指变得有血色，也有了体温，手被接活了。

10个小时后，双手移植手术顺利完成。哈维成为世界上第一个实现双手移植的孩子。

哈维出现了排异反应

但这10个小时的付出仅仅只是开始，哈维还将面临更大的挑战，那就是排异。不出所料，哈维出现了一些排异反应：他的手出现了皮疹和肿胀。医生通过药物进行治疗，排异反应最终得到了缓和。一年后，酷爱棒球的哈维成为棒球赛的开球手，手移植给了他梦想成真的机会。如果足够幸运，这双手将随着哈维的成长一起长大，陪伴他度过一生。

哈维想写一封信给手捐赠者的父母，感谢他们捐给他这双手，因为他们本来不必这么做。在生命逝去后，用另一种方式留存在这世界上是移植的最伟大之处。

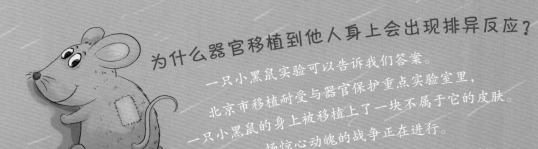

为什么器官移植到他人身上会出现排异反应？

一只小黑鼠实验可以告诉我们答案。

北京市移植耐受与器官保护重点实验室里，一只小黑鼠的身上被移植上了一块不属于它的皮肤。

显微镜下，一场惊心动魄的战争正在进行。

小黑鼠的免疫系统识别出了不属于自己的皮肤细胞，立即拉响防御警报。接到通知后，具有杀伤力的淋巴细胞迅速赶到现场，识别外来细胞，对它们进行摧毁打击。

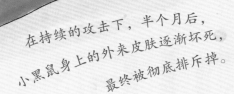

在持续的攻击下，半个月后，小黑鼠身上的外来皮肤逐渐坏死，最终被彻底排斥掉。

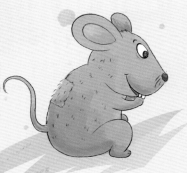

这样的过程每时每刻都在人体内发生。正是拥有了如此强大的免疫系统，人类才能在数百万年的进化史中与各种致病因素顽强对抗，并存活下来。

然而，正是这种与生俱来的自我保护能力，也成为困扰移植的最大阻碍。尽管医生现在可以将移植器官的动脉、静脉与新主人的动脉、静脉连接起来，但即便我们都是人类，不同人身体之间依然会出现排异反应。

器官移植最大的困 出现了

此时，距离"三点吻合法"的发明已经过去半个多世纪，医生解决了移植血管的缝合问题，但器官移植的失败案例却在不断上演。

病人死于器官移植后的抗排异药物副作用

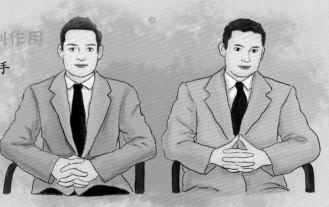

1954 年，美国一位病人需要进行肾移植手术。幸运的是，他有一位同卵双胞胎哥哥。

由于免疫系统相同，接受肾脏的弟弟没有出现排异，术后生存长达 8 年。

这是罕见的成功案例，因为并不是所有病人都有一个免疫系统相同的孪生兄弟。

MAN DIES

为了抑制免疫系统的攻击力，医生把一些抗排异的药物和 X 光射线都用在了移植病人身上，但副作用十分强烈。

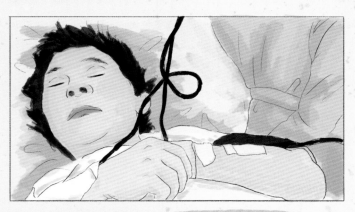

世界上第一个进行心脏移植的病人，在术后仅仅存活了 18 天就死于抗排异药物的副作用。此后的一年内，全世界共完成了 102 例心脏移植手术，但术后 8 天的死亡率高达 60%，平均生存期仅有 29 天。

很多医生甚至提议暂停器官移植的临床应用。医生们迫切需要一种更好的药物有效抑制免疫且减少毒害作用，直到环孢素的出现。

1969 年，瑞士一家药厂的研究人员从一些挪威高原的土壤真菌菌株中提炼出了一种化合物。这就是环孢素，它有一定的免疫抑制作用。

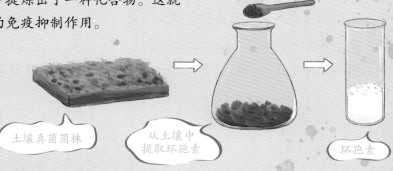

土壤真菌菌株

从土壤中提取环孢素

环孢素

当时这个结果并没有得到药厂的重视，却引起了远在英国剑桥大学的外科学教授罗伊·卡恩的注意。

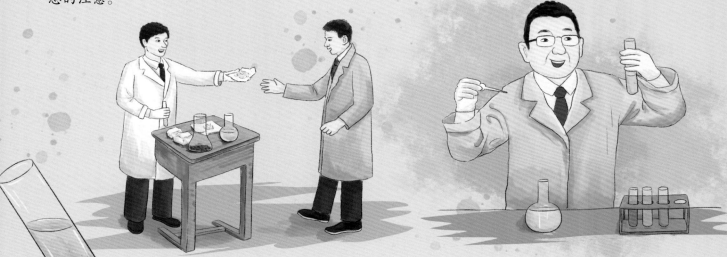

卡恩想跟药厂要更多的环孢素来对大型动物做器官移植实验。但药厂说现在已经不再研究这种成分了，可以把实验样品拿走。

就这样，卡恩和团队用药厂生产的实验样品开始了针对环孢素的研究试验。

他们找到了很好的溶剂，使得环孢素可以很好地被机体吸收，且副作用很小。

当溶解的环孢素被引入动物移植实验时，奇迹出现了：环孢素可以将动物移植术后的生存时间大大延长。

之后，环孢素被应用到人体移植的临床治疗中。

卡恩的慧眼识珠，使移植的术后存活率得到了极大的提升，仅肾移植的术后存活率就从 50% 提高到了 80%。一位 20 岁进行肾脏移植的女孩，46 年后肾脏仍然工作得很好。

如果不是因为罗伊·卡恩教授的研究成果，世界上许多器官移植后排异的人可能已经不在人世。

有了环孢素后，越来越多的高效抗排异药陆续诞生。

器官移植终于走出了漫长的黑暗期，无数器官衰竭的病人的命运因此得以改变。

器官移植，人与人之间的美好存在

　　尽管抗排异药物的研发成功让器官移植成为可能，但全世界范围内可捐献的器官仅能满足5%～10%的移植手术需求。还有很多病人苦苦等待着合适的器官捐献者。器官的短缺迫使外科医生们开始进行全新的尝试，一个看似天方夜谭的计划开始实施。

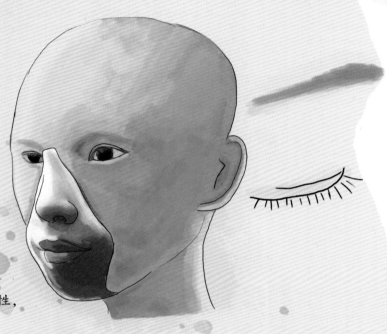

她想给自己换一张新的脸

　　由于一次严重的细菌感染，金琪在1岁时失去了自己完整的脸和一部分肢体。这个坚强的女孩只身来到上海，希望现代医学能够给她一张完整的脸。

　　虽然医学技术已经可以把捐献者的脸移植到另一个人脸上，比如在2005年，法国完成了世界上第一例异体脸面移植，但尖端的技术背后却有着难以弥合的问题。

　　更何况，人脸具有特殊的社会属性，一般很难找到合适的捐献供体。

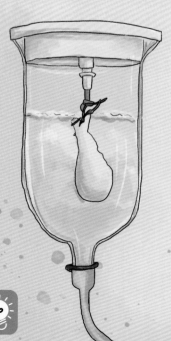

中国式换脸

　　这个当今世界整形外科的精尖技术被誉为"中国式换脸"。

　　医生用水囊撑开金琪胸部的皮肤，进行皮肤培育，再将腿部的血管网移植到胸部的皮肤上，培养再造脸的皮肤和血管供给营养。

　　医生们还将用金琪自身的软骨，通过干细胞再生技术为她构建出缺损的鼻子和嘴唇，并在彻底成型后将它们完整移植到金琪的面部。

　　这个过程是复杂和漫长的，但却是值得尝试和等待的。

　　在最精尖的血管化治疗与干细胞再生医学技术的双重保驾护航下，一年后，金琪的胸部皮肤将扩张成为理想的大小，鼻子软骨也将成型。

　　为此，金琪还将至少接受7次大大小小的手术。

　　实验室里，科学家们正在尝试用干细胞培育各种组织和器官，在未来的某一天，它们也许可以实现替换衰竭的器官，给等待移植的病人们以新的生机。

器官捐献谱写人性伟大

移植手术使得受器官衰竭疾病威胁、濒临死亡的病人的命运得以改写，它把这些病人从死亡边缘拉回来，重获健康。

器官移植是人类发展史上的一个奇迹，拯救人类的生命是立竿见影的，是不可替代的，是一项了不起的工程。

生而为人，我们知善恶，我们懂得行善举帮助他人，这是人类的天性。移植手术挖掘了人们隐藏的天性，使得这份善良得以展现。人们会为他人捐献器官，为他人开启人生的新篇章，这是非常伟大的。

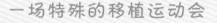

一场特殊的移植运动会

2015 年 1 月 1 日起，公民逝世后捐献器官已成为我国器官移植供体的唯一合法来源。中国北京，第六届中国器官移植运动会隆重开幕。

这些曾经的垂危病人，在移植的帮助下，拥有了健康的生活，重新焕发了活力。

从神话到现实，从觊觎神秘力量到共享生命，移植是 20 世纪医学界最伟大的突破之一，也是人类相互救助的巅峰。它连接生死，由死而生。

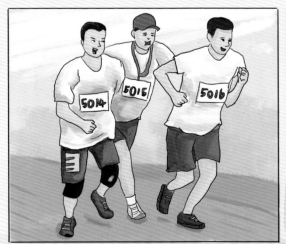

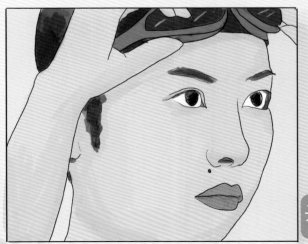

61

干细胞如何创造生命奇迹

我们所有人的生命都源于一种神奇的细胞——干细胞，它是生命的开始，也是人体形成的原点。就像大树的树干一样，干细胞可以长出"树杈""树叶"，还可以"开花""结果"。

受精卵是最原始的全能干细胞。受精卵经过分裂，发育形成胚胎干细胞。胚胎干细胞会继续分化、发育，逐渐形成功能和形态各异的各类细胞，最后构成组织。组织按一定次序联合起来，形成具有一定功能的器官。器官进一步有序地连接起来，共同完成一项或几项生理活动，构成系统。系统有序排列构成一个整体的人。

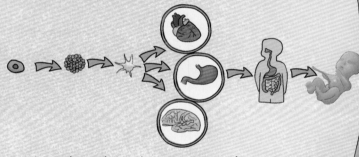

胚胎干细胞 ➡ 其他细胞 ➡ 组织 ➡ 器官 ➡ 系统 ➡ 人体

人出生后，胚胎干细胞彻底消失。人体内的干细胞种类只有单能干细胞和多能干细胞。多能干细胞可以分化成多种细胞；单能干细胞只能分化一种或两种类型的细胞。

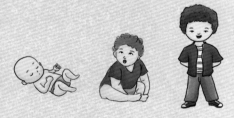

它们"潜伏"在各个组织器官中，不断分化出新的细胞，修复和替补损伤、衰老的细胞，保证身体的活力，使我们健康成长。

我们听说过的骨髓移植就是造血干细胞移植。骨髓是造血干细胞的"大本营"。

1. 采集
从患者骨髓或血液中采集造血干细胞

4. 重新输回
解冻的干细胞再输入患者体内

2. 处理
血液或骨髓在实验室进行提纯浓缩

3. 冷冻保存
血液或骨髓冷冻保存

造血干细胞可以长期自我更新、分化成各类成熟的血细胞。

造血干细胞移植可以救助患有白血病等血液病的患者，帮助患者重建自身正常造血和免疫功能。

干细胞还有很多优点，它可以在体外大规模扩增而不丧失自身功能，还可以定向分化成某类组织、器官。医生提取患者自身的干细胞，在体外培养没有排异反应的器官，然后重新植入患者的体内，使患者获得新的器官。

神奇的干细胞使人拥有生命，并使生命焕发新的生机。

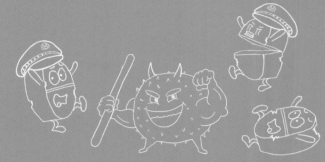

第 8 部分

与疾病之王
"恶性肿瘤"的战斗

今天，在大多数疾病面前，手术刀几乎已经无所不能，但有一种疾病让外科医生们依然感到力不从心。那就是"众病之王""恐怖之君"——癌症。

人类与癌症之间漫长而无声的战役跨越了 4000 年的历史长河，然而时至今日，人类依然没能宣告胜利。

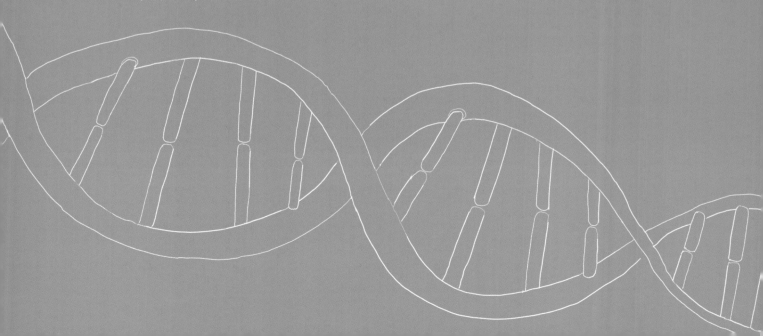

讨厌的癌症

今天，人类已经能够治愈大多数疾病，但只有一种疾病让医生们依然感到力不从心。

癌症——人类无法战胜的"病王"

癌症又叫恶性肿瘤，是"众病之王"。早在 4000 年前，古代的医生们就已经察觉到了癌症的存在。古埃及医生印和阗在他遗留下的莎草纸中，对癌症进行了详细的描写。但对于如何治疗这种疾病只有一行记录：没有治疗方法。

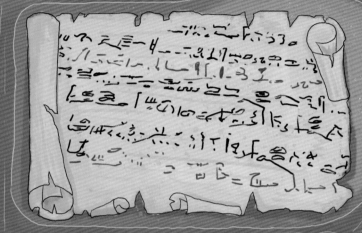

随着现代外科的诞生，人们开始尝试用手术刀切除癌症造成的恶性肿瘤。

现在，全世界每年约有 900 万人死于癌症。中国每年约有 230 万人死于癌症，平均每分钟就有 7 个人被确诊。

人类与癌症之间的战斗跨越了 4000 年的历史长河，然而时至今日，人类依然没能战胜它。

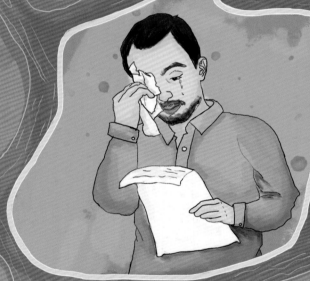

狡猾的癌症

癌症并非一种疾病，而是多种疾病的统称，是产生在器官、肌肉、骨骼、血液等全身各部位的恶性肿瘤。恶性肿瘤失控性增长，疯狂地攫取人体内的营养，甚至向身体其他部位侵袭、转移，最终导致宿主衰竭而死。古希腊语中的"螃蟹"就是癌症的意思，说明它会抓住人不放手。

细胞是所有生物体结构和功能的基本单位，只要生命存在，细胞就会不断分裂，来帮助生命体生长和自我修复。通常，细胞会在分裂 60 次后凋亡。而癌细胞能无限增殖，成为"不死"的细胞。

正常细胞　　癌细胞

不仅如此，当癌细胞所在的空间无法容纳过多的细胞时，一些癌细胞就随着血液与淋巴液的流动四处游移，侵入其他组织、器官，形成转移。

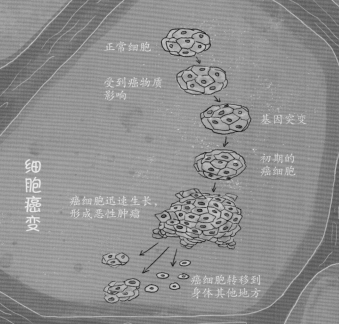

细胞癌变

正常细胞

受到致癌物质影响

基因突变

初期的癌细胞

癌细胞迅速生长，形成恶性肿瘤

癌细胞转移到身体其他地方

癌细胞界的明星

1951年，人们从患有宫颈癌的美国妇女海瑞塔·拉克丝身上提取了海拉细胞，这也是人类第一次成功提取并在体外培养的癌细胞。

显微镜下，我们能看到海拉细胞的繁衍分裂。它们已经在实验室里繁衍了18000代，可见生命力之顽强。

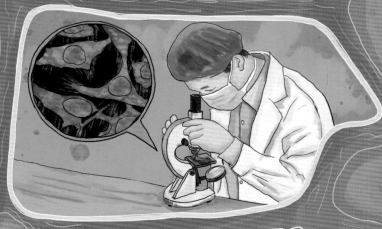

癌细胞不容易被杀死的原因

因为癌细胞众多，每1立方厘米肿瘤中就有10亿多个癌细胞，这意味着癌症患者体内有数十亿，甚至成百上千亿的癌细胞。我们或许能一次杀死99%的癌细胞，但是还会有数百万个癌细胞死灰复燃。所以，晚期癌症患者身体中大量的癌细胞很难根治。癌症也并非是纯粹局部性疾病，医生虽然可以把癌症肿瘤切除掉，但仍然无法对所有的癌症进行根治。

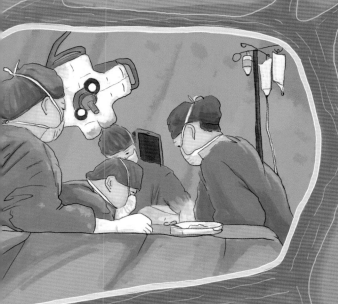

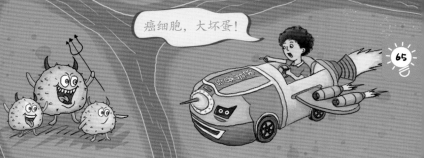

癌细胞，大坏蛋！

癌症就存在于我们的基因中

多年来，科学家们一直试图寻找癌症发生的根本原因。美国科学家在细胞的深处找到了答案，他们发现了基因。

基因到底是什么？

在我们的身体细胞内部有一个细胞核，里面有两条紧紧缠绕在一起的丝线，这就是脱氧核糖核酸，简称DNA。它们相依相偎，犹如螺旋上升的梯子。梯子中每一个这样的片段就是基因。

几乎我们身体的所有部分都是由基因编码的，基因决定我们头发、皮肤和眼睛的颜色，决定我们习惯使用左手还是右手，决定我们跟其他人长得不一样，甚至决定我们看待生活的眼光是乐观还是悲观。

让人无可奈何的"原癌基因"

癌症不是天外来物，它恰恰来自我们自身携带的基因。

1978年，美国微生物学家迈克尔·毕晓普与哈罗德·瓦尔默在鸡的身上发现了一种叫作"原癌基因"的特殊基因。

这种基因原本正常地存在于细胞内，是帮助细胞生长的基因，一旦受到外界影响，就会发生突变，导致细胞无限分裂，让它们变成"坏"基因，最终引发癌症。

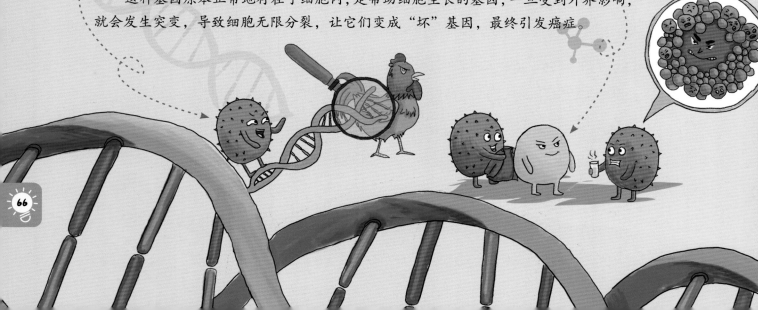

科学家发现了 200 多种原癌基因

不仅仅是鸡，包括人在内的所有动物细胞内，都有这种基因的存在。换句话说，每种癌症都是由于基因失常导致的。

科学家们在人类体内陆续发现了 200 多种原癌基因，它们的各种变异及不同变异基因的不同组合都会使癌症呈现出让医生难以招架的多样性。

有原癌基因，就有抑癌基因存在

抑癌基因是延缓细胞分裂、修复DNA错误或告诉细胞何时死亡（即细胞凋亡或程序性死亡）的正常基因。抑癌基因就像一个警察，时时刻刻盯着原癌基因，修正它犯错误。

但当抑癌基因不能正常工作时，细胞就会失去控制，也会导致癌症的发生。

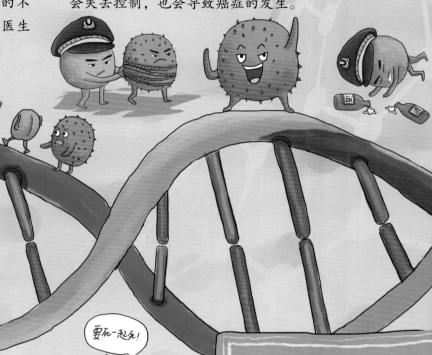

芥子气，杀死癌细胞的气体

20 世纪 30 年代正是第二次世界大战时期，一种在毒气战中使用的化学毒气——芥子气引起了当时科学家的注意。这种毒气被士兵吸入后，会大量杀死人体中分裂速度最快的白细胞。那些组成白细胞、产生免疫作用的物质就被毁掉了。科学家们认为，这种毒药也许可以被用来杀死分裂速度同样很快的癌细胞。

喜忧参半的癌症克星——化疗

芥子气给科学家们的启示让他们逐渐成功研制出各种化学药物来治疗癌症。这种治疗方法被称为化疗。化疗药物会优先选择杀死癌细胞，但有时也会对正常细胞造成一定的损害，所以医生必须谨慎使用剂量。

遗憾的是，化疗对癌症患者造成的生理伤害非常大，而对于大多数晚期癌症患者，化疗和放疗结合手术的联合疗法，存活率还不到 10%。

实际上，有一部分癌症用化疗方法可以治愈。但是大多数癌症只是暂时控制，不可能被彻底治愈。

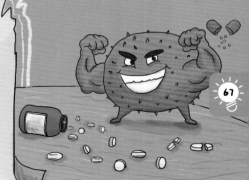

科学家们向癌症"开战"

基于癌症的特性，科学家开始从基因的角度研究治疗方法。

靶向药物——癌症的克星

在复旦大学实验室里，研究人员正将一种来自人类的原癌基因导入斑马鱼的受精卵里，使不久后孵化出来的斑马鱼幼体体内产生癌细胞。研究人员对斑马鱼试用各种药物，快速地找到针对这种原癌基因突变靶点的药物，称为靶向药物。

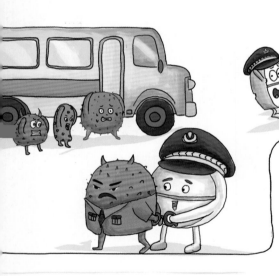

癌细胞拥有了抗药性

但是，大多数癌症患者会慢慢对靶向药物产生耐药性，也就是药物对人体失去了效果，进而需要使用新药。

为此，一些研究人员另辟蹊径，直接对人类的身体免疫系统进行改造，试图用这种方法治疗癌症。

强大的免疫系统开工了

科学家们正致力于开发一种免疫疗法，教会免疫系统杀死癌细胞。血液内的 T 细胞是免疫系统的主要监管者。T 细胞具有强大的攻击力，一旦识别出细胞中的"不良分子"，就会出动捕杀问题细胞。

靶向药物的抗癌原理

如果把肿瘤比作一辆车，那这个靶点就是司机，而其他的基因突变都是乘客。要消除肿瘤，相当于让车停下来，将药物像箭一样射向司机这个靶点。靶向药物让很多癌症患者赶走了死神。

魏来小课堂

靶向药物能够使癌细胞减少对正常细胞的伤害；或阻碍癌细胞增殖；或直接毒死癌细胞；或通过激发自身的免疫细胞摧毁癌细胞；或通过阻碍血液流向癌细胞，切断其营养来源。

科学家帮助 T 细胞重新识别、杀死癌细胞

经过长期研究，科学家已经能够对癌症患者的 T 细胞进行基因改造，使 T 细胞拥有更强大的识别并杀死癌细胞的能力。从某种意义上来说，这相当于在基因上做手术来治疗癌症。

这种治疗方式被命名为"CAR-T 免疫疗法"。

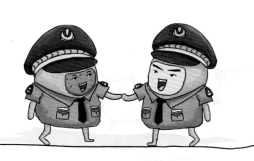

癌细胞逃过了免疫系统的监管

但一些狡猾的癌细胞却掌握了一套逃离免疫系统监管的方式。这些癌细胞可以直接关闭 T 细胞，也就是关闭了 T 细胞的捕杀，它们使 T 细胞不能再增长到更高的数量，进而关闭了人体整个免疫系统。

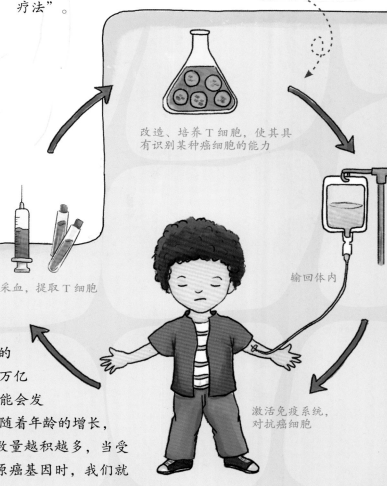

改造、培养 T 细胞，使其有识别某种癌细胞的能力

采血，提取 T 细胞

输回体内

激活免疫系统，对抗癌细胞

人类是否可以彻底摆脱癌症的威胁？

在我们的一生中，体内的 130 亿个细胞会分裂大约 1000 万亿次，每一次细胞分裂过程都可能会发生错误，并导致 DNA 的损坏。随着年龄的增长，我们体内细胞中受损 DNA 的数量越积越多，当受损 DNA 中的一个碰巧携带有原癌基因时，我们就有可能罹患癌症。

如果我们活得足够长，活到 90 岁、100 岁甚至 110 岁，迟早都会发展出一种癌症。所以，癌症并不是现代工业、现代文化和现代饮食的产物，而是随生命的存在而存在的威胁。只不过，年龄越大的人患癌的可能性就越高。

在对抗癌症的战斗中，人类还只是取得了很小的胜利。从茹毛饮血的远古时代一路走来，科学的探索还远未达到终点。

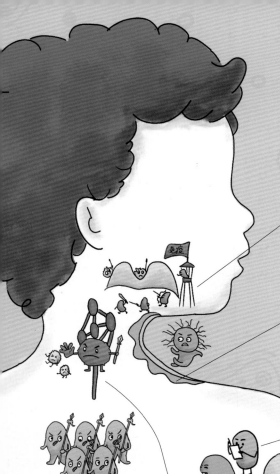

专题

我们身体的免疫系统

我们的身体时时刻刻曝光在细菌与病毒之中，但并不是接触到细菌、病毒就会生病。这是因为我们的身体自带免疫系统。

扁桃体：身体的警卫

扁桃体聚集着很多"淋巴细胞战士"，也会生产"免疫因子战士"。它们像警卫一样，对经由口鼻进入人体的入侵者保持着高度的警戒。

人体皮肤和黏膜免疫能力：身体的城墙

皮肤和黏膜就像城墙，可以直接隔离入侵者。

免疫细胞：
我们身体里有许多免疫"小战士"：巨噬细胞、粒细胞、树突状细胞、淋巴细胞等，这些都称为免疫细胞。

树突状细胞：免疫系统的"军师"。它们会收集敌人的样本，呼叫"淋巴细胞军队"，里面有杀手T细胞、B细胞等。

粒细胞：爱好战斗的"巡逻兵"。当巨噬细胞不能消灭入侵者的时候，粒细胞就会与它们一起战斗。

巨噬细胞：巨噬就是大口吞噬，它们会吞下整个"敌人军团"，并释放消化酶"武器"，使敌人被酶分解而死亡。

淋巴结：白细胞的战场

淋巴结就像一个小型战场。当入侵者来到这里时，"白细胞免疫战士"会抵抗它们并拉响警报。如果我们发现淋巴结突然肿大，就说明身体发生炎症了。

胸腺：身体士兵的训练营

胸腺是训练"各军战士"的训练营。T细胞就在这里成长，成熟后与B细胞通过血液到达淋巴结、脾脏和扁桃体等组织或器官，成为身体的常驻"警卫部队"。

脾脏：血液过滤器

脾脏承担着过滤血液的功能，带走死亡的血细胞、吞噬病毒和细菌，激活能保卫身体的"B细胞战士"。

骨髓：战士大本营

骨髓是身体免疫细胞产生的大本营。

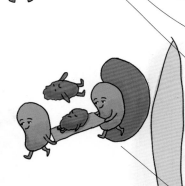

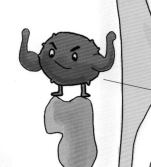

70

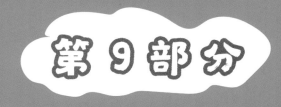

第 9 部分

一切皆有可能
——人体探索的未来

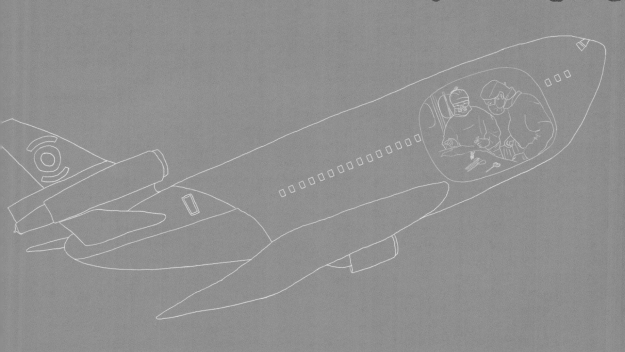

医学通过不断进步与疾病抗衡

自诞生之日起，人类对于生命奥秘的探索就从未停止。而医学也在这永无止境的探索中不断地向前发展，与人类一起对抗疾病。

猪的心脏瓣膜被用到人的身上

在心脏里，为了保证血液朝着正确的方向流动，生长着一种防止血液回流的单向阀门，我们称为瓣膜。这道阀门一旦受损就无法修复，并且可能带来生命危险。

这个门只许出不许进

同为哺乳动物，猪的心脏跟人类心脏相比，无论大小、结构，还是功能，都非常接近。而且，猪与人类的生理活性基因 85%～95% 是相同的，所以经过处理的猪心脏瓣膜置换到人体内能够天然相容。

生物瓣膜的使用解决了一部分心脏疾病患者的难题，但对于某些严重的心脏疾病而言，只有替换整颗心脏才能拯救病人的生命。

我的全身都为人类做出了贡献

一颗人造的老鼠心脏跳动了

在麻省总医院再生心脏实验室里，以心脏外科医生哈拉尔德·奥特为首的科学家们正在努力制造用于移植的器官。

10 年前，奥特团队的实验已经成功复制出了一颗实验老鼠的心脏，并使之开始跳动。

现在，奥特团队已经开始试图复制猪的心脏，并期望在成功后继续向复制人类心脏进发。

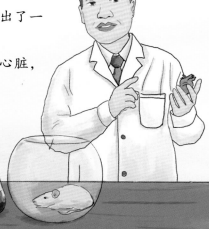

伦琴射线——让疾病没有"隐私"

1896年1月23日，一位名叫威廉·康拉德·伦琴的物理教授公开发布了伦琴射线（也叫X射线）。这种可以穿透固体的射线出现后立即引起了全世界的关注。很快，X射线被引入了医学领域。现在X射线被广泛应用于医学科室中并不断发展。

从1895年X射线被发现到1972年世界上第一台CT机诞生，再到磁共振成像的诞生……医学影像学的发展让外科医生对人体内部的认识更加明晰和准确。

今天，通过计算机与影像数据的结合，医生甚至可以制作出准确度惊人的器官模型，在手术前，为风险较高的复杂病例制订手术方案。

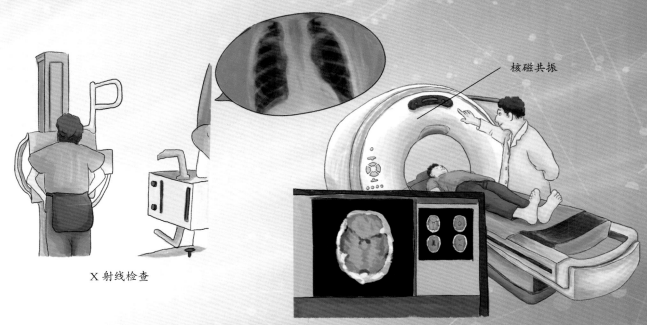

核磁共振

X射线检查

3D打印——身体器官的"私家定制"

美国明尼苏达大学医院是世界心脏基础科学研究最重要的实验基地之一，许多改变世界的医学奇迹都诞生于此。

现在，他们正在为一名患有复杂心脏病的男孩定制一个心脏模型。

3D打印技术专家迈克将患者的医学影像数据输入计算机后，经过三维重建，一个真实复原患者心脏的数字模型出现了。借助这一数字模型，一个心脏模型被制作出来，医生可以全面精准地了解这颗心脏的组织结构、病变情况，以及血管分布等重要信息。

更为奇妙的是，通过3D打印技术，这颗心脏模型在现实世界被完整地复原了出来。它可以准确呈现出这颗心脏的独特结构，为医生在术前制订精确的手术方案提供了重要依据。

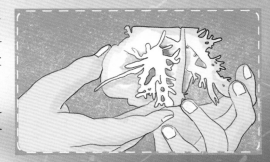

医学影像的发展不仅改变了手术前诊断的方式，更彻底颠覆了手术的面貌。在计算机创造的虚拟数字化世界里，科学家们尝试走得更远。

人体探索与科技的完美融合

今天，医学发展借助强劲的科技浪潮，正在试图突破手术的极限，将医学推向一个令人类无限畅想的世界。

虚拟的数字世界——人体的"模仿者"

现在，有科研团队已经将数字成像运用到神经外科等医学领域。

当患者的脑部影像数据被输入计算机，令人惊喜的场景出现了：这个虚拟的大脑可以在数字世界复现出患者大脑的精确全貌。通过创建这些3D动画模型，医生可以在手术前看到患者大脑内的情况，从而进行手术演练，提高手术精准度。

让伤口恢复的神奇"拉链"

在美国一家医疗器械科研实验室里，工程师正在研发一款新型智能吻合器。这是一种可以在微创手术中一次性完成切割、止血、缝合等多个步骤的手术工具。

相比过去医生一针一线地缝合伤口，现在的外科医生只需要将吻合器放置在皮肤或器官组织上，吻合器便可以快速完成所有切割与缝合操作，真是医生的好帮手！

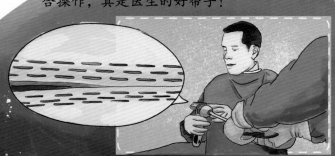

吻合器缝合伤口

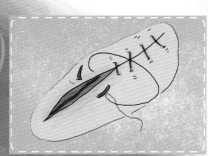

医生手缝合伤口

科技让残疾者变身"钢铁侠"

一名患者5年前因高空坠落造成脊髓损伤，肚脐以下完全失去知觉，更不能走路，很可能会一辈子在轮椅上度过。

科学家们研发出一款外骨骼机器人，有望帮助患者重新获得行走的能力。

在研究人员的帮助下，患者穿戴好了用于接收脑电信号的采集装置。只需要在大脑中进行迈腿登上楼梯的想象，这些装置就可以对患者大脑中不同频率的微弱脑电波信号进行采集分析，智能控制器借此辨识出患者的运动意图，控制各活动关节，最终帮助他实现登上楼梯的动作。

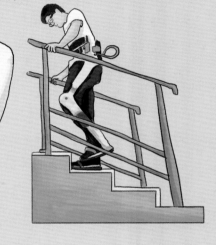

在空中做眼睛手术的"飞机超人"

现在，对人体的探索更加依赖科技的发展。

数百位全球专家经过6年时间的改造，研发出一架小型货运飞机，已经成为一座可以飞行的眼科医院，可以承揽几乎所有类型的眼科手术。医生在飞机医院做手术，如同在自己医院做手术一样自如。

对人体的探索永无止境

从把患者绑在手术台上敲晕或者灌醉到精准麻醉，从痛苦难忍的烙铁止血法到可以精准操作的手术机器人，从盲人摸象般的医学手术到分毫毕现的医学影像，200年来，医学探索着人体，创造出了一个个生命的奇迹。

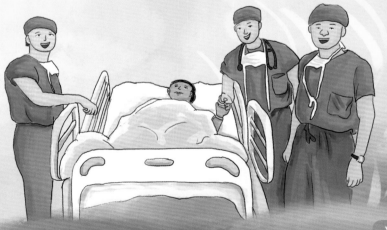

人体探索的理想是彻底征服疾病。尽管我们离这一目标依然遥远，甚至永远难以达到；但在科学与理性的引领下，怀抱着对生命的巨大热忱，今天的我们已经站在了正确的道路上，并且将继续奋斗。

我们期待更加美好的未来。

无限发展的医学与人体探索

从古到今，人们探索医学的脚步不断向前，外科手术、抗生素、疫苗等的研发和使用让曾经的疑难杂症、不治之症得到很好的预防、治疗，甚至彻底消除。医学的发展为人类健康带来了新的希望。

消灭天花

天花的元凶是天花病毒。患者的皮肤会出现斑疹、丘疹等症状。仅16—18世纪，欧洲平均每年死于天花的人数约为50万人，亚洲约为80万人。

18世纪末，英国医生爱德华·琴纳从一名挤奶工手上的牛痘脓疱中提取物质，给一名小男孩注射，男孩真的对天花免疫了。从此，琴纳发明的牛痘接种法闻名于世。经过努力，人类彻底消灭了天花。

降低鼠疫发病率

鼠疫也叫黑死病，元凶是寄生在鼠类身上的寄生虫——鼠蚤。患者会出现发热、淋巴结肿大等症状。历史上出现3次大流行，波及多国，死亡超过1亿人。

1894年，瑞士细菌学家耶尔森发现鼠疫杆菌，并成功制出对抗鼠疫的血清。1943年，赛尔曼·瓦克斯曼发现了链霉素，成为治疗鼠疫的首选抗生素。现在，鼠疫的发病率得到了有效控制。

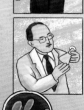

控制霍乱

霍乱的元凶是霍乱弧菌。患者会出现急剧腹泻、呕吐等症状。19世纪初至20世纪末，大规模流行的世界性霍乱共发生7次。

1883年，德国医生和细菌学家罗伯特·科赫发现霍乱弧菌，并找到有效的控制方法——彻底煮熟食物，保持食物和水清洁。之后，在许多医生的努力研究下，出现了口服和注射的霍乱疫苗，大大降低了霍乱的发病率和死亡率。

降低肺结核致死率

肺结核的元凶是结核杆菌。患者会出现发热、咳嗽等症状。19—20世纪，结核病在全世界广泛流行，造成10亿多人死亡，在全世界是不治之症。

直到1882年，德国微生物学家罗伯特·科赫分离出了结核杆菌。1921年，法国细菌学家卡尔美和介林发明了卡介苗，较好地抑制了结核杆菌，大幅度降低了死亡率。

努力消除小儿麻痹

小儿麻痹的元凶是脊髓灰质炎病毒。患者会出现肢体麻痹、严重瘫痪。20世纪四五十年代，美国每年有3.5万人因脊髓灰质炎而瘫痪。

1955年，美国病毒学家乔纳斯·索尔克制造出首例安全有效的脊髓灰质炎疫苗。1960年，中国医学科学家顾方舟也成功研制出疫苗。为方便储存和运输，顾方舟将疫苗制成一颗颗小小的糖丸。小孩不用打针，只需要吃一颗糖丸就能预防小儿麻痹。

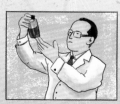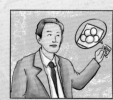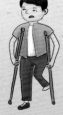

附录：影响世界的医学巨人

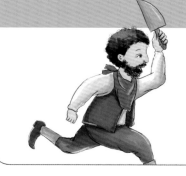

克劳迪亚斯·盖伦

克劳迪亚斯·盖伦（Claudius Galenus，129—199年），古罗马时期最著名、最有影响力的医学大师，是世界上第一个明确提出要通过解剖认识人体的人。他一生专心致力于医疗解剖实践研究、写作和各类学术活动，撰写了超过500部医书，并根据古希腊体液说提出了人格类型的概念。

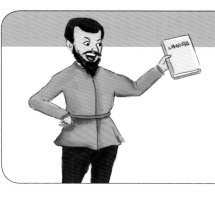

安德烈·维萨里

安德烈·维萨里（Andreas Vesalius，1514—1564年），比利时医生、生物学家、近代人体解剖学的创始人。1543年，他编写完成的解剖学教科书《人体的构造》是人类历史上第一部以图文形式描述人体解剖学、介绍解剖方法的完整著作，被认为是现代解剖学的奠基之作。

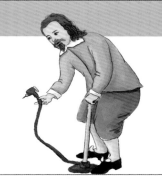

威廉·哈维

威廉·哈维（William Harvey，1578—1657年），英国著名的生理学家和医生，被誉为"近代生理学之父"。他发现了血液循环的规律和血液循环及心脏的功能，奠定了近代生理科学发展的基础，其贡献是划时代的。他的研究成果标志着新的生命科学的开始。

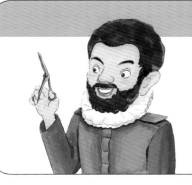

安布列斯·帕雷

安布列斯·帕雷（Ambroise Pare，1510—1590年），法国外科医生，以对枪炮火药伤的温和处理和截肢中的结扎动脉止血法而闻名，发明了"鸦嘴钳"，从此取代烙铁止血，被誉为"现代外科之父"。

威廉·汤姆斯·格林·莫顿

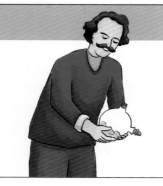

威廉·汤姆斯·格林·莫顿（William T.G. Morton, 1819—1868 年），美国牙医，麻醉剂的发明者，被称为"西方的华佗"。他的麻醉剂发明成为外科手术的基石之一，让亿万患者免去身体的疼痛之苦。1846 年 10 月 16 日，他在哈佛大学进行了历史上第一次公开的无痛手术。

伊格纳兹·菲利普·塞麦尔维斯

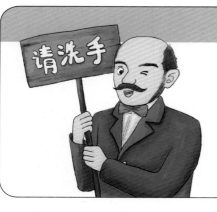

伊格纳兹·菲利普·塞麦尔维斯（Semmelweiss, 1818—1865 年），匈牙利妇产科医师，现代妇产科消毒法倡导者之一，现代医院流行病学之父。他为控制产褥热做出了很大贡献。1847 年他提出一项规定：所有做完尸检的医生或医学生，要在漂白粉溶液中刷洗手，直至手上的尸体味消失为止。这项清洁措施大量消除了产褥热的病亡率，是后世手术清洁标准建立的先驱。

卡尔·兰德斯坦纳

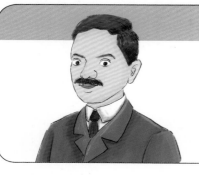

卡尔·兰德斯坦纳（Karl Landsteiner, 1868—1943 年），奥地利医学家、生理学家。1900 年，他发现了 A、B、O 三种血型。1930 年，他获得诺贝尔生理学或医学奖。血型对外科手术是一个里程碑式的标志。

威廉·康拉德·伦琴

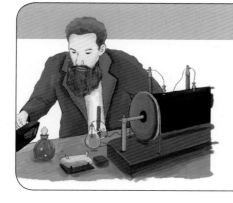

威廉·康拉德·伦琴（德语:Wilhelm Röntgen, 1845—1923 年），德国物理学家。1895 年 11 月 8 日，他发现了 X 射线。这一发现为开创医疗影像技术铺平了道路，不仅对医学诊断有重大影响，还直接影响了 20 世纪许多重大科学发现。1901 年，他被授予首次诺贝尔物理学奖。人们为了纪念伦琴的发现，称 X 射线为伦琴射线，第 111 号化学元素 Rg 也以伦琴命名。

哈维·库欣

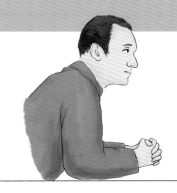

哈维·库欣（Harvey Williams Cushing, 1869—1939年），美国神经外科医师、病理学家、画家、作家，神经外科领域的开拓者，被誉为"神经外科之父"。他对脑外科手术的技术进行了改进，并在神经系统、血压、垂体和甲状腺领域有重大发现。以他名字命名的库欣综合征和库欣反应成为人人皆知的疾病。库欣在脑肿瘤方面贡献巨大，最先提出了颅内肿瘤的诊断、分级和分类方法。

马哈茂德·加奇·亚萨基尔

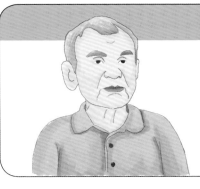

马哈茂德·加奇·亚萨基尔（Mahmud Yasargil），神经外科医生，创立了显微神经外科，被誉为"显微神经外科之父"。他完成了世界上首例显微镜下深入大脑的动脉瘤手术。1924年出生在土耳其，从18岁开始至今，已经在医院里度过了将近80年，一直在研究大脑。

威尔弗雷德·戈登·比奇洛

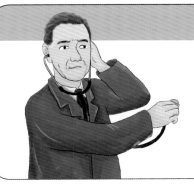

威尔弗雷德·戈登·比奇洛（Wilfred Gordon Bigelow, 1913—2005年），加拿大著名医师。他做了一系列的动物低温麻醉实验，发明低温心脏停跳法，实现心脏停止跳动6分钟，为外科医生最终进入心脏内部进行手术做出了极为重要的贡献。

克拉伦斯·沃尔特·李拉海

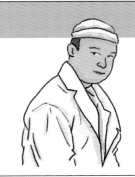

克拉伦斯·沃尔特·李拉海（Clarence Walton Lillehei, 1918—1999年），美国心脏外科医生，心脏直视手术的先驱开创者之一，开发了"活体交叉循环技术"。1952年，他与弗洛伊德·约翰·刘易斯（F. John Lewis）医生共同成功完成了世界上第一例利用低温手段的心脏直视手术，成为世界首例成功的心脏外科修复术。

沃尔纳·福斯曼

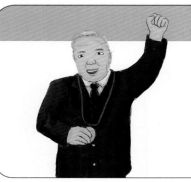

沃尔纳·福斯曼（Forssmann Werner，1904—1979 年），德国外科医生。1929 年，他首次研制出一套实用的"心脏导管插入系统技术"，并在自己身上开始了大胆的尝试。在库尔南和里查兹进一步改良此项技术之前，福斯曼的这项技术一直未受到重视。1956 年，三个人共同分享了 1956 年诺贝尔生理学或医学奖。

亚历克西·卡雷尔

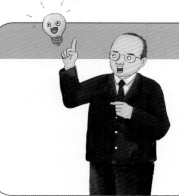

亚历克西·卡雷尔（Alexis Carrel，1873—1944 年），法国外科医生、生物学家与优生学家。他发明了缝补血管法，又称为"卡雷尔缝合法"，即"三点吻合法"：固定等距三点分三段进行缝合。该方法不仅能止血，还能防止血管缩窄，从而避免了栓塞的后遗症。1912 年，他获得诺贝尔生理学或医学奖。

罗伊·卡恩

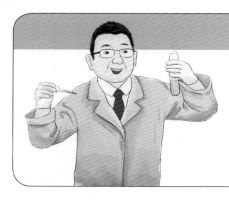

罗伊·卡恩（Roy Calne），英国剑桥大学外科学教授，从废弃实验样品中发现了环孢素。环孢素具有免疫抑制作用，使移植手术后存活率从 5% 上升到 80%。2012 年，他荣获拉斯克医学奖。拉斯科医学奖是医学界仅次于诺贝尔奖的权威奖项。

迈克尔·毕晓普

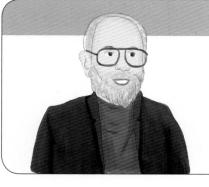

迈克尔·毕晓普（Michael Bishop），美国微生物学家，1936 年出生于美国宾夕法尼亚州约克郡。1978 年，他与哈罗德·瓦尔默通过对鸡的研究，发现了一种叫作"原癌基因"的特殊基因，共同阐明癌症起源的机理，并于 1989 年荣获诺贝尔生理学或医学奖。

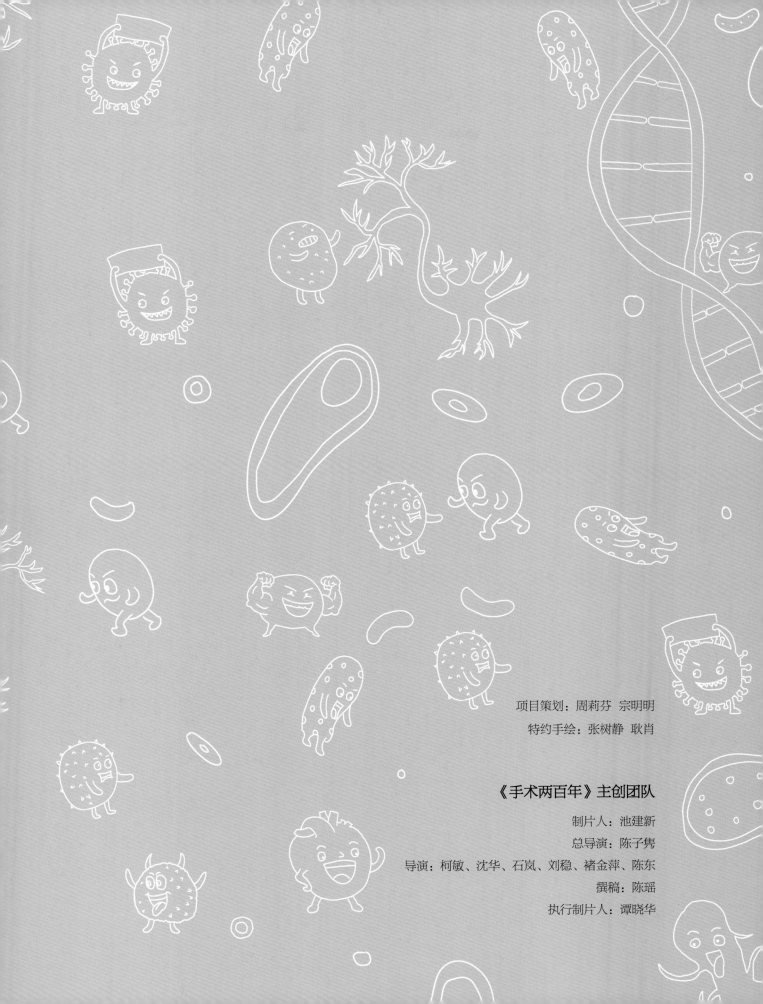

项目策划：周莉芬 宗明明

特约手绘：张树静 耿肖

《手术两百年》主创团队

制片人：池建新

总导演：陈子隽

导演：柯敏、沈华、石岚、刘稳、褚金萍、陈东

撰稿：陈瑶

执行制片人：谭晓华

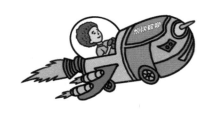

身 体 冷 知 识 发 现 之 旅 开 始 啦 ！

前 言

这将是一次不可思议的人体之旅

人的身体里藏着许多秘密，从古至今，医学家、科学家对身体的探索从未停止过。

这是一部从头讲到脚、从里讲到外、从生活讲到科学的人体冷知识百科全书！

本书从人的出生，到脏器、五官、大脑、皮肤、骨骼、肌肉、心脏、血液、屎尿屁，再到细胞、基因、细菌、病毒，多方面展示人体中蕴含的奇妙科学常识，全面展现一个神奇的、惊掉眼球的、意想不到的"身体小宇宙"。

让孩子了解、探索人体常识和奥秘，不仅是让孩子储备科学知识，更是培养孩子科学思维的好机会。随着孩子年龄的增长及知识和经验的不断丰富，他们迫切需要运用科学思维对所看、所听、所想进行归纳、概括，从而提高认知能力，扩展知识范围。兴趣是孩子获得知识的直接动力。

本书共 59 个知识点，每个知识点用有趣又贴近孩子生活的故事引入，以问答的形式为大家揭开叹为观止的身体冷知识。本书不仅对孩子经常提出的一些身体疑问进行了专业的解释说明，更有大量的人体知识扩展，内容丰富，深入浅出，让孩子一读就停不下来。同时，我们力求用活泼、充满童心的表达，幽默风趣的笔触，生动易懂的插图，帮助孩子们更加全面、深入地了解人体，发现身体的奥秘，培养孩子爱思考与想办法解决问题的能力。

这本书也适合亲子共读：为什么有的孩子一出生就有牙齿、为什么孩子不喜欢吃香菜……家长轻松掌握身体里的大学问，变得更博学、更有趣，也就不再害怕孩子的追问啦！

打开这本书，一起参加这场有趣的身体冷知识发现之旅吧！

人物简介

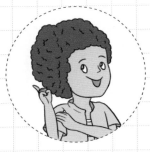

魏来

年龄：8岁的三年级小学生。

性格：天真、可爱、善良、勇敢。

兴趣：喜欢看科普图书，喜欢"打破砂锅问到底"。

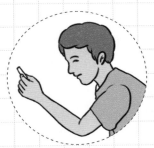

魏来爸爸

职业：医学博士。

性格特点：聪明、博学，知道许多关于身体的知识。

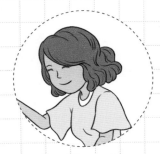

魏来妈妈

职业：教师。

性格特点：温柔、美丽，喜欢看书，经常陪魏来读绘本。

在自己的思考和爸爸妈妈的影响下，魏来对医学特别着迷。无论是在家还是在学校，总是给爸爸妈妈、爷爷奶奶、小姨、同桌等身边的人带来奇奇怪怪的难题。不过，正是因为这份好奇，让魏来学习了很多关于身体的知识，成为赫赫有名的"科普小奇才"。下面让我们跟着魏来一起去探寻身体的奥秘吧！

目录 CONTENTS

Part 01
人类的诞生

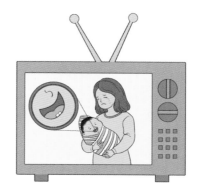

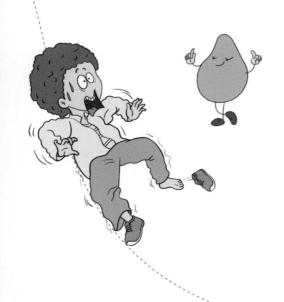

Part 02
身体脏器冷知识

Part 03
五官的冷知识

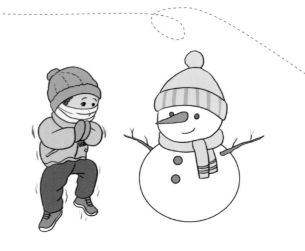

Part 04
大脑的冷知识

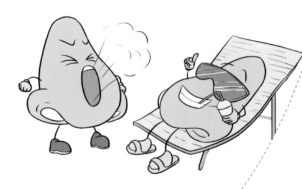

Part 05
皮肤、骨骼与肌肉的冷知识

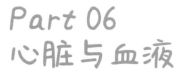

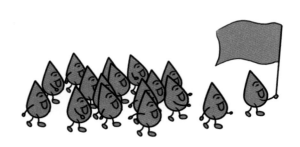

Part 06
心脏与血液

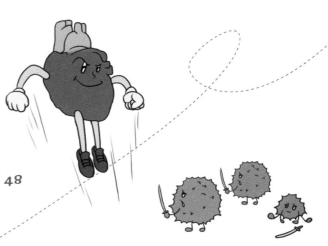

Part 07
屎尿屁的冷知识

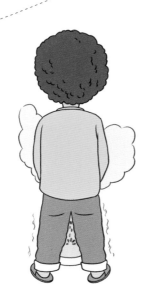

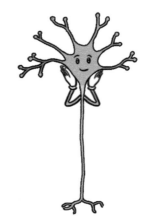

Part 08
细胞与基因的冷知识

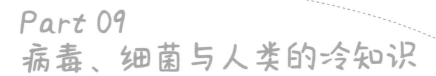

Part 09
病毒、细菌与人类的冷知识

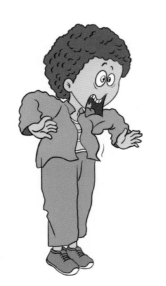

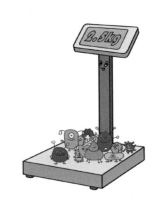

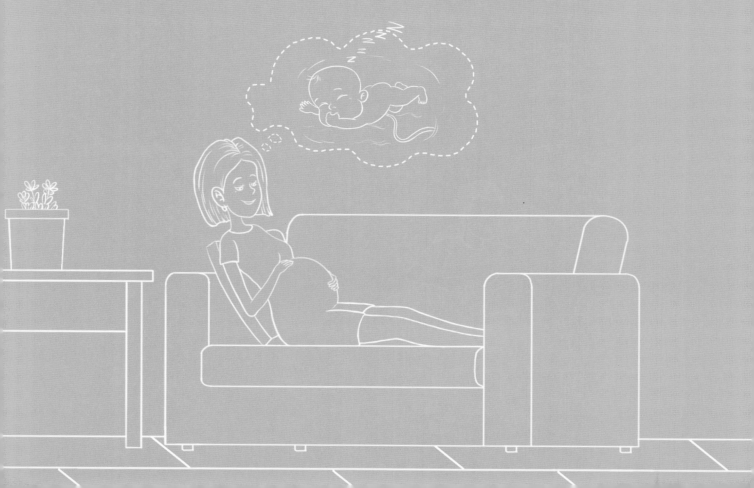

Part 01
人类的诞生

第一次心·跳始于胎儿第三周

几天前，魏来爸爸妈妈带魏来去看电影。看完后，魏来被电影的主题曲"洗脑"了，这几天都跟复读机似的，兴致勃勃地大声唱。魏爸爸魏妈妈都听烦了，但又无可奈何。

今天，魏爸爸想到了一个好计策，他把刚开启循环唱歌模式的魏来叫过来："魏来，爸爸问你两个问题，如果答对了，你就继续拥有循环唱歌的自由；如果答错了，你就得闭麦去看书，怎么样？"

"好呀，考官请出题！"魏来自信地说。

"第一题，请问我们第一次呼吸是什么时候？"

"刚出生时！"

"对啦，真棒！那么请问第一次心跳又是什么时候？"

"也是刚出生时。"魏来胸有成竹，心想爸爸的问题好简单呀！然而，魏来大意了。

心脏初期的样子。

"我们第一次呼吸确实是刚出生时呼吸到的第一口空气，但第一次心跳比第一次呼吸要早得多，在胎儿第三周就开始了。那时候，我们还不能叫作胎儿，还是胚胎。

心脏还没有长成拳头样子，只是根弯曲肥厚的管子，但已经初具规模，里面分成了两个房间，开始兢兢业业地履行心脏的工作了。心脏是不是很勤劳呀！"爸爸解释。

"答错了一个啊！"魏来难过地嘟着小嘴去看书了。

胎宝宝第 15 周就有听力了

　　魏来的小姨怀孕了，全家人都特别开心，尤其是好奇心多到要溢出来的魏来，一有空就吵着要妈妈带他去小姨家。

　　"妈妈，我出生之前，还有刚出生后的事情，居然一点都想不起来了。我一定要全程关注小姨家小宝宝的成长之路，这样我才能知道自己是怎么来的！"

　　这天，妈妈又领魏来到小姨家，进门后发现怀孕的小姨正坐在沙发上读儿童绘本。魏来跑过去轻轻地坐在小姨旁边，问道："小姨，你在练习怎么给快要到来的小宝宝讲故事吗？"

　　小姨答道："不是练习哦，我正在给宝宝讲故事呢！"

　　"真的吗？可是宝宝能听到吗？"魏来很疑惑。

　　"可以的，我刚刚还感受到了宝宝的动静，它回应了我呢！"

　　是的，胎宝宝非常聪明！一般 15 周到 20 周胎儿就有听觉了。大概到 24 周时，听力就很灵敏了，能够分辨出来自子宫外和妈妈身体内部的不同声音。所以，孕期的妈妈都喜欢和宝宝说话，跟宝宝互动。

　　魏来听完站起来开心地转了一个大圈，随手拿起茶几上的纸杯当作麦克风，兴奋地说："那我要把今天在学校里学的新歌唱给宝宝听！"

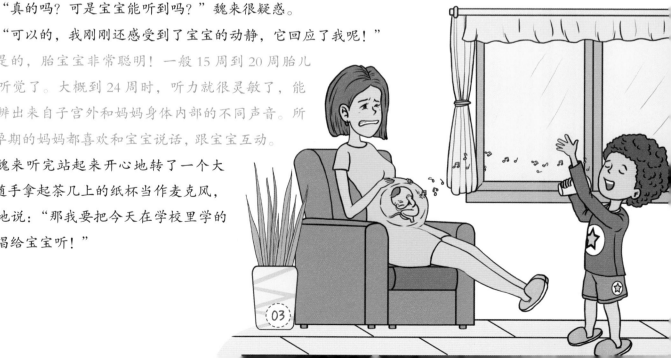

03

胎宝宝是个"小夜猫"

今天，魏来又到小姨家给胎宝宝唱歌了。他已经好几天没有和小伙伴们一起出去玩耍了，一放学就直奔小姨家。小姨有点纳闷，心想："同龄的小男孩都在外边跟小伙伴们愉快地玩耍，打球、荡秋千、奔跑……魏来是喜欢宝宝，还是喜欢唱歌呢？今天我要好好问问他。"

"魏来，你怎么不去跟小伙伴们一起玩耍呀？"

"因为我要陪宝宝玩呀，小伙伴们可以互相陪伴，可是宝宝却是一个人，哪儿也没法去，就像被关在一个'量身定做的游泳馆'里，他一定很无聊、很孤单吧？"

小姨听完既感动又笑得不行，说："你真是个善良体贴的好孩子！不过，宝宝在肚子里的生活并不像你想象得那么无聊、那么孤单哦！"

那么胎宝宝在肚子里的生活到底是怎样的呢？

胎宝宝在清醒的时候会自娱自乐，比如玩脐带、吮吸手指、运动……事实上，胎宝宝大部分时间都在睡觉，每一次的睡眠时间通常为20~70分钟，每一次清醒时间则为5~20分钟。而且胎宝宝是个"小夜猫"，喜欢晚上活动，白天休息。

所以，过于关心的魏来很可能打扰胎宝宝睡觉了呢！

胎宝宝三个月大时就有指纹了

魏来家换指纹锁了。之前是密码锁，每次都要按顺序一个一个按入数字，一个字也不能错，才能"咔哒"一声打开门。现在好啦，手指伸过去一碰，门就自动开啦！

魏来觉得很神奇，抓起爸爸的手看了看，又抓起妈妈的手看了看，最后目光转回到自己的手上。大家的指纹看起来都差不多呀！

正疑惑着，悲剧来了，门锁系统居然不能录入魏来的指纹，理由是感应器无法识别完整指纹。魏来委屈极了，把一肚子的困惑和委屈都"倒"给了爸爸。

爸爸说："像听力一样，指纹的形成也是很早的。当胎儿在妈妈身体里发育到三至四个月时，指纹就已经形成了！指纹的形成主要受遗传影响，由于每个人的遗传基因都不同，所以指纹也不同，这种不同是非常细微的，我们肉眼很难看出来。指纹的形成虽然主要受遗传影响，但也受环境影响。儿童在成长时指纹会略有改变，直到14岁左右时才会定型。指纹没有完全定型，系统无法识别完整的指纹，就没法录入使用了。"

不过，指纹锁技术越来越先进，可以根据录入的儿童指纹的变化而进行自学式识别，解决儿童因为生长期指纹未定型的难题。所以，建议魏爸爸换更厉害的智能指纹锁哦。

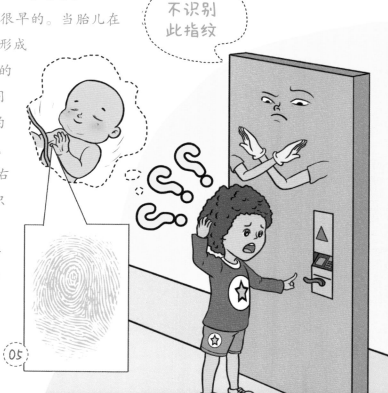

05

肚子里的宝宝
会喝自己的尿液

又到了美好的周末时光，魏来随爸爸妈妈去看望爷爷奶奶。奶奶见到魏来特别高兴，拿出了好多好吃的，然后抚摸着魏来的头发说："小魏来都长这么大了，爸爸妈妈一把屎一把尿把你养大，不容易呀！"魏来听了，感到很奇怪，"为什么是一把屎一把尿呢？难道不是一口菜一口饭吗？"疑问刚到嘴边，奶奶却转身走进厨房了。

魏来去找妈妈，妈妈笑了，"这只是民间俗语中的一种逗趣表达罢了，强调父母养大孩子不容易。"

"不过，我们成长过程中确实有一段时期是'喝尿长大的'的，那就是在妈妈肚子里的时候。我们每天从羊水中获取养分，当胎儿长到第三个月时就开始尿尿了，尿液会排到妈妈的羊水里，也就是说胎儿时的我们会'喝尿'大概七个月。"

羊水

子宫

请放心食用，喝吧！

"不过完全不用担心，这时候的尿是无菌的，细菌都会被过滤掉，并通过脐带由母体排出。当然，此时的'尿'和出生以后的'尿'是很不一样的。"

听到这里，魏来那张写满"哎呀，怎么是这样，好恶心呀！"的脸才舒展开来，点了点头，不由感叹："原来在妈妈肚子里慢慢成长这么不容易！"

有的宝宝一出生就自带牙齿

夜幕降临，电视里正在播放新闻联播。魏来在玩积木，突然被电视里的画面惊住了：一位妈妈抱着新生儿大哭，旁边的记者解释是因为婴儿嘴里长了两颗牙。

魏来连忙喊来了妈妈，问："妈妈，这位阿姨为什么这么难过呢？"

"因为新生儿一般没有牙齿，她担心孩子是不是生病了？"

"阿姨好可怜啊！那为什么宝宝会长牙呢？"

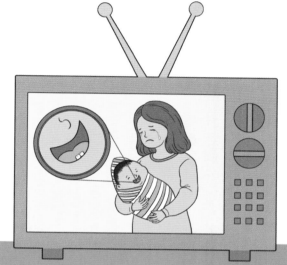

妈妈解释道，新生儿确实一般都是没有牙齿的，但是新生儿长牙齿也不是一件怪异的事情，这种牙被称为"诞生牙"或"新生牙"。医学数据表明，每2000个婴儿中，便会有1个是一出生就有牙齿的，可能和环境、遗传、内分泌等有关系。这种牙齿一般是畸形的，因为多数没有牙根或牙根短小，有的极度松动，会影响婴儿哺乳，大部分会自动脱落，但如果脱落后被婴儿吸入就很危险，所以通常是被拔除的。

魏来听完，说："噢，我懂了。如果我能把这些告诉电视里的那位阿姨就好了，她就不会担心、难过了。"

妈妈说："放心吧，医生会告诉阿姨的。你看，只要我们明白了事情的真相，就会免除很多恐惧！"

魏来朗声答道："是的，妈妈。我要学习好多科学知识，分享给更多人！"

宝宝刚出生时看不到色彩

魏来坐在电视机前看动漫，里面的小丸子说，你刚才真的吓我一跳，比我出世第一眼看到的世界还要可怕。

看到这里，"好奇宝宝"魏来又困惑了，出世第一眼看到的世界很可怕吗？第一眼看到的世界是什么样子的呢？每个孩子不都是在医院出生的吗？那么第一眼看到的世界应该是：雪白的天花板、穿蓝色衣服的医生，还有各种医疗器材……这样一想好像是有点可怕。原来小丸子也不喜欢医院，可能和我一样也很害怕打针吧！

是不是很多小朋友都认为自己来到世界上第一眼看到的场景就像魏来想象得那样呢？然而事实并非如此。

宝宝刚出生的时候，眼睛的发育还远未成熟，视力比成年人弱很多，只能看到10厘米以内的物体，而且比较模糊，所看到的物体全是一团糨糊。由于眼睛中的圆锥细胞不够强，这时的宝宝也分辨不出颜色，只能感知黑白。所以，宝宝刚出生时看到的是模糊不清的黑白世界。

是不是被吓到了！原来刚出生的宝宝视力这么"差"。

从模糊到黑白，从黑白到彩色，我出生后眼里的世界不停地发生着变化。

第1个月模糊的黑白色。

第3个月慢慢清晰。

第5个月看爸爸有点模糊，看妈妈很清楚。

第7个月看到的范围更广，甚至能看到细节。

第12个月能看清楚眼前的一切啦。

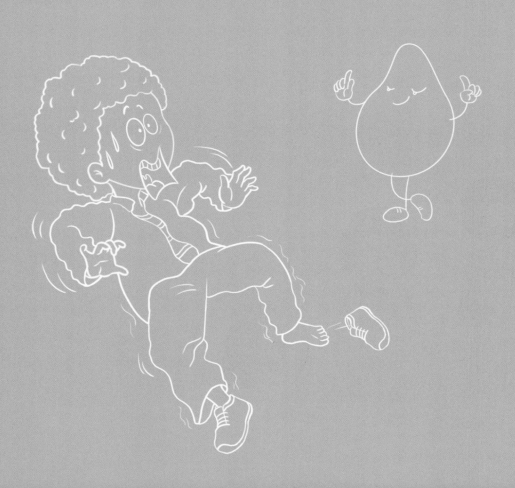

Part 02
身体脏器冷知识

男女心·跳速度竟是不一样的

今天，学校安排体检。同学们按照一个个项目排队，测视力、测血压、测听力……放眼望去，大部分队伍都排得长长的，人群黑压压的。

魏来看到测心率的队伍人最少，于是赶紧跑了过去。前面一个女生刚测完，他瞥了一眼她的报告单，上面写着80次/分。

轮到魏来了，医生把听诊器放到他的胸口，医生认真地做着检查。检测好了，医生在他的报告单上写下70次/分。魏来想到刚刚那个女生的报告单，担心地问道："医生，我的心跳好像比刚才那个女生慢，我是不是出什么问题了？"

本来严肃的医生被魏来夸张的表情给逗笑了。她说："这是正常的。一般女生的心跳会比男生快一些。"

魏来笑着，挠了挠头说，"原来如此，我还是第一次知道。"

据研究，一般男性的心脏要比女性的心脏大，泵血能力比较强，所以，在力量上比较有优势。女性心脏上的毛细血管要比男性细，心跳的频率也比男性快，每分钟心跳大约比男性快6次。

但是也不是所有的人都这样，有的人通过后天锻炼或者特殊原因，也能够改变心跳频率的高低。

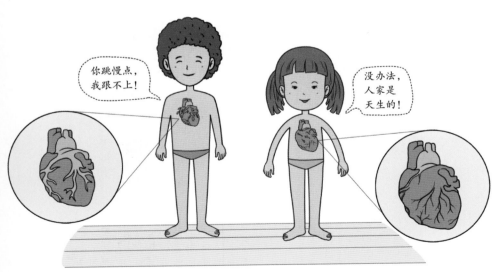

你跳慢点，我跟不上！

没办法，人家是天生的！

人的左肺和右肺不一样大

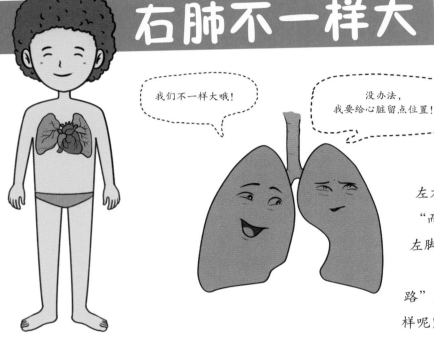

我们不一样大哦!

没办法,我要给心脏留点位置!

魏来最近总是盯着同桌的脸看,同桌忍不住问魏来:"你到底在看什么?"

魏来用笔指了指脑子,说:"我在思考:为什么人长得左右这么对称?"他伸出自己的手脚,"而且大小也一样,比如左手和右手,左脚和右脚。"

同桌早就习惯了魏来"清奇的脑回路",说:"可不仅仅是表面看上去一样呢!我听说,人体里很多器官也都是对称的,比如我们用来呼吸的两个肺。"

同桌说的话到底正不正确呢?

在人体内有两个肺,一个在左边,一个在右边,叫左肺和右肺,统称肺部。人的两个肺虽然看上去对称,形状相同,但事实上,它们的大小并不是完全一样的。

我们把肺部表面又深又长的裂沟用"叶"来划分,医学家发现:右肺有三叶,占55%,左肺有两叶,占45%。正常情况下,我们的右肺要大于左肺。因为人类的心脏位于两肺之间,位置偏左,左肺需要给心脏腾出空间,才能让它们在人体内部和谐共处。

所以,同桌的说法只能算一半对一半错啦!

"打不倒"的肝脏
——切掉还能再生

"魏来，作业写了吗？"妈妈边洗碗边喊问道。

回应妈妈的只有沉默的空气。妈妈有些生气，想看看魏来在做什么，结果发现魏来正在电视机前抹眼泪。"新闻里说，这位妈妈为了救儿子捐出了自己一半的肝脏。她是不是活不了了呀？"说到这里，魏来的眼眶又红了。

看到这一幕，妈妈早就不生气了。她温柔地摸了摸魏来的头说："我的孩子太善良了。不过不用难过，即使捐了一部分肝脏，这位妈妈也会恢复的。"魏来吸了吸鼻子，问："真的吗，为什么？"

妈妈说："肝脏在我们身体中可是一个拥有'超能力'的器官，它被切掉一部分后也能自己长完整！"

实验证明：肝脏被切掉70%，甚至80%，大概率仍会变回原来的大小。通常，被切除的肝脏，两周内肝功能会恢复正常，3~6个月内肝脏可以恢复到手术前的体积和重量，而且不影响肝脏的合成以及代谢等功能。除此之外，从成人向儿童和从儿童向成人的肝移植手术得出，肝脏还有将自己大小调整到适应机体代谢需求的惊人能力。

魏来笑着举起手里的甜甜圈，说："要是这个被我吃掉一半的甜甜圈也能自己恢复到原来的大小就好了！"

要是我的甜甜圈像肝脏一样，吃掉一半还能长回来该多好！

可不是谁都有我们肝脏家族这样的本事！

胆是不会被吓·破的

周末，魏来和爸爸妈妈去"鬼屋"玩。进之前，魏来自信满满，夸口说："我绝对不会被吓到的！"

可真的进入昏暗的屋子后，在恐怖音乐的氛围下，他的心开始"砰砰"跳得更快了。突然，他面前蹿出一个长相可怕的僵尸，青紫色的脸上没有表情，阴森森得让人害怕。魏来感到腿脚发软，抓紧爸爸的手，紧闭着眼睛，时不时还发出尖叫声。

从鬼屋出来后，魏来还没有缓过神来。他摸着自己的胸口说："我的胆都要被吓破了，胆都要被吓破了……"爸爸刮刮魏来的鼻子，笑着说："胆哪有这么容易就吓破呀！"

在日常生活中，我们也会经常听到"吓破胆"的说法，那么，胆真的会被吓破吗？

答案是不会。

胆位于胆囊之中，作用非凡，能够储存和排泄胆汁、分泌保护胆黏膜的黏液、参与饮食的消化。人在受到惊吓时胆囊和胆管会剧烈收缩，但并不会把胆吓破。我们常说的"吓破胆"属于精神上的刺激，虽然心理活动会引起生理上的变化，但把胆吓破，或者说使胆囊破裂，是不可能的。

"吓破胆"只是一句夸张化的俗语表达，并不是完全科学的。

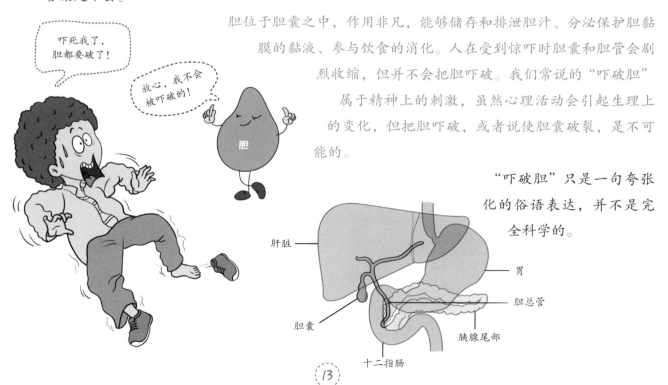

（魏来）吓死我了，胆都要破了！

（胆）放心，我不会被吓破的！

肝脏
胃
胆总管
胰腺尾部
胆囊
十二指肠

胃酸足以腐蚀金属，
但不会消化掉胃

今天，妈妈买了魏来最爱吃的大螃蟹，魏来馋得直流口水。吃饭时，魏来食欲大开，一口气吃了两碗米饭，肚子圆滚滚的。

过了一会儿，魏来感到肚子撑撑的，开始打饱嗝。不知道的人听见，还以为他在背诵古诗《咏鹅》呢！妈妈往魏来嘴巴里塞了几片山楂，"山楂能促进胃酸的分泌，让你胃里的食物快一点消化。"魏来嘴里一边嚼着山楂片，一边问："妈妈，胃酸是什么呀？"妈妈回答说："胃酸即盐酸，是胃里分泌的一种液体，能够帮助我们消化和吸收吃进去的食物，甚至能溶解金属。"

"嗝——胃酸的消化能力那么强，为什么我们的胃不会被消化掉呢？"想到胃被消化掉的情景，魏来不禁打了个冷战。

实际上，我们的胃可没有那么"弱不禁风"哦。因为我们胃黏膜的表面覆盖着一层呈弱碱性的黏液，能防止胃酸进入伤害胃黏膜。如果胃酸强行入侵，紧挨着的一个个黏液细胞就会形成"城墙"，用自身的力量隔绝胃酸。而且每过两周，黏液层还会"改朝换代"，长出新的黏液细胞。

所以，在正常的情况下，胃不会消化自己。魏来只要保护好他的胃，就不用担心啦！

嗝嗝嗝

胃酸

胃黏膜

胃壁结构

黏液细胞

脾脏是胎儿时期的主要造血"工厂"

魏来最近的脸色不太好，不如往常红润。妈妈就给魏来炖了鸡汤，给他补补身子，但魏来却没有食欲，餐桌上摆满了好吃的，他只吃了一点点。

妈妈猜可能是魏来的脾胃出了问题。魏来之前学习了胃的知识，还不知道脾在哪。妈妈回答他："脾是五脏之一，在腹部的左上方，和胃紧紧挨着，有'人体血库'的称号。"魏来挠挠头："脾真的这么神奇吗？"

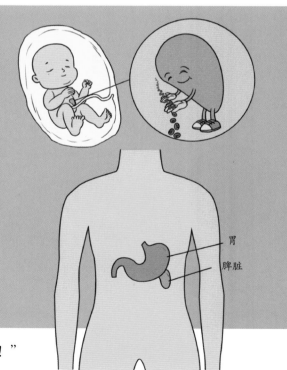

"别看脾脏小小的，对我们人体的作用可大了。它是血液的管理者，能够过滤掉血液中的病菌；还能替人体在安静、休息时储藏血液，在我们运动、失血或缺氧时将储存的血液传递到血液循环中。从中医的角度说，一个人气血不好可能和脾有很大关系。"妈妈解释道。

作为"人体血库"的脾脏，作用不容小觑。我们都认为造血"工作"由骨髓完成，其实当我们在妈妈肚子里，骨骼还没有生长发育时，脾脏在我们三个月大时就开始造血了，四五个月大时是脾脏造血的"高峰期"。胎儿长到六个月时，脾脏才把造血任务交给骨髓。出生后脾造血功能消失，仅在部分条件（如严重造血障碍时）刺激下才会恢复。

魏来找到自己的脾脏位置，说："哇哦，脾脏真的很神奇！"

肾脏有 200 万个"员工"
——肾单位

魏来长时间坐在椅子上看书和玩游戏，站起来后，揉着腰喊："妈妈，我腰疼，是不是肾不好？"他在客厅里摆出一副痛苦的表情，不断地走来走去。

"小小年纪怎么就肾不好了呢？你是坐姿不对，又坐太久了。起来运动运动就恢复啦！"妈妈摸着魏来后背说。

魏来也摸了摸自己的后背，像个小大人一样自言自语地说："肾和其他器官比起来有些不一样。身体的内脏大多数都在身体的正面，肾却靠近背面。"

肾脏在脊柱的两侧，腹部后壁，两侧各一个，靠近人体的腰部。正常人一般有两个肾，对称分布，大小类似人的一个拳头。但就在这两个看似不大的"拳头"里，各有约 100 万个肾单位，也叫过滤单元。每个肾单位中含有肾小球、肾小囊和肾小管，在它们的共同辛勤劳动下，肾脏能够过滤血液，吸收保留葡萄糖、蛋白质等对身体有用的物质，还能通过生成尿液的方式排出身体代谢中的废物和多余的水分。

肾脏对我们特别重要，所以，我们一定要保护好自己的肾脏。

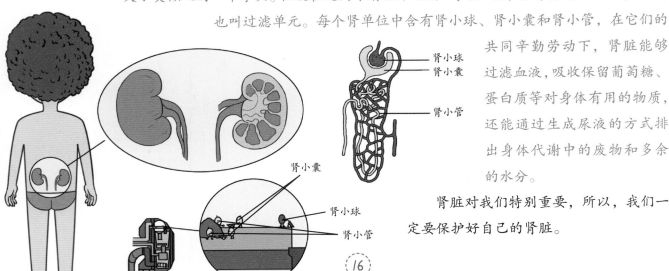

肾小球
肾小囊
肾小管

肾小囊
肾小球
肾小管

16

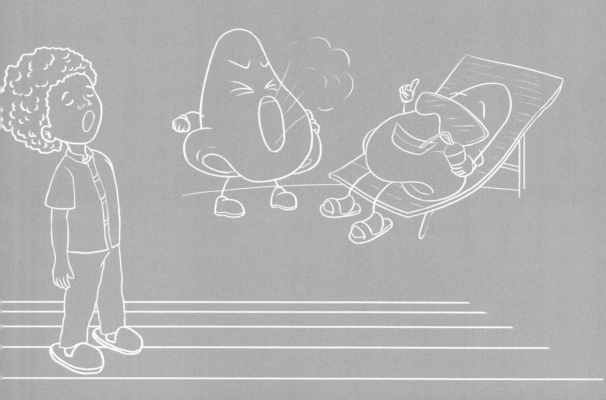

Part 03
五官的冷知识

脸皮最厚只有两毫米

今天的阅读课上，老师给同学们讲了一个童话故事，里面讲到犀牛冲着大象喊道"喂，厚脸皮"。魏来听得入迷，心想，大象的脸皮确实厚。他摸摸了自己的脸，"咦，那我的脸皮有多厚呢？"下课后，魏来和同桌去操场玩了，等回家洗脸又想起来这个疑惑，就跑去问爸爸。

魏来把求知的目光投向爸爸。

"想知道脸皮的厚度，那我们要先从皮肤的结构说起。我们的皮肤包括表皮层、真皮层和皮下组织三部分。由于我们身体的部位不同，皮肤的厚度也不同。脸皮要比身体其他部位的皮肤薄很多，最厚也只有两毫米。顺便再讲两个知识，我们脚底的皮肤最厚，眼部的皮肤最薄。"爸爸说。

爸爸看魏来听得如此认真，又接着讲道："人的脸皮厚度会随着年龄的增长而发生变化。如果只计算表皮的厚度，婴儿的脸皮厚度仅为零点零几毫米，到了 35 岁以后，我们脸皮的厚度可能会增长到零点几毫米。这就是为什么小朋友的脸都是粉扑扑的，等长大以后就不是了。"

"我不想长大，我喜欢现在粉扑扑的脸蛋。"魏来拿起旁边的镜子说。

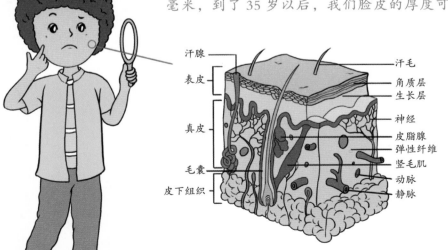

汗腺
表皮
真皮
毛囊
皮下组织

汗毛
角质层
生长层
神经
皮脂腺
弹性纤维
竖毛肌
动脉
静脉

最不怕冷的器官
——眼睛

下雪了，魏来堆雪人的心愿终于可以实现了。妈妈早早给魏来准备好了堆雪人的装备。看着院子里地上厚厚的一层雪，魏来和妈妈准备出发啦！出发前妈妈给魏来戴了帽子、耳罩、围巾和手套，还穿了雪地靴，魏来开心地和妈妈去楼下堆雪人了。

堆雪人时，魏来和妈妈说："妈妈，我爱你。"妈妈问："为什么突然说爱妈妈呢？"魏来说，因为你给我戴了帽子，脑袋不冷；给我戴了耳罩，不会冻耳朵；给我戴了围巾，脖子不冷；还给我的小手戴了手套，手很暖和。

妈妈反问道："那眼睛呢，眼睛上没有任何保暖措施，你冷吗？"魏来摇摇头，并反问妈妈："还真奇怪，我的眼睛什么都没戴，为什么不冷呢？"

妈妈说："这是因为眼球上只有触觉和痛觉神经，没有感温神经。更重要的是角膜和巩膜缺少血管，散发出去的热量少，还会缓冲对寒冷的传导，加上眼睑不断地开合给了眼球热量，所以眼睛不怕冷。"

魏来恍然大悟，说："原来是这样啊！妈妈，你好厉害，我以后要向你学更多的知识！"

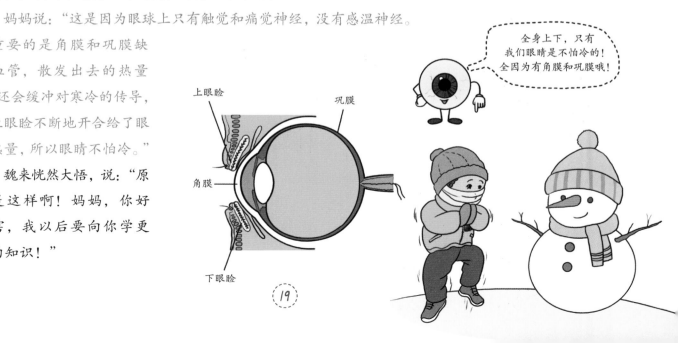

上眼睑

巩膜

角膜

下眼睑

全身上下，只有我们眼睛是不怕冷的！全因为有角膜和巩膜哦！

19

左耳和右耳听到的不一样

"妈妈，学习机的耳机是不是坏了？"魏来转动着小眼珠看着妈妈。妈妈拿起耳机听了听，又调整音量试了试，低着头问："宝贝，妈妈听着没有问题呀！"

魏来说："不可能呀，我两只耳朵听到的音量高低不一样！"

妈妈说："可能是在录制视频时，为了体现真实感，老师们故意设置的。"

"妈妈，我觉得不是，因为我把两只耳机分别都用我的左、右耳试过了，是不一样的效果。"

妈妈也好奇着试了起来。这时，爸爸走了过来，对魏来竖起了大拇指，说："我们家魏来真是太厉害了，善于观察、发现问题。其实妈妈说的有这种可能性，但我们魏来可是发现了一个更大的科学秘密哦！我们每个人的左、右耳听力确实是有差别的。一般是右耳对声音的处理速度更快一些。"

研究表明，人的右耳对声音的识别能力要高于左耳。因为左脑比右脑更擅长处理听觉信息，右耳接收到的语言信息直接进入左脑进行加工，而左耳接收到的信息先进入右脑，然后再从右脑送至左脑进行加工。由于左耳听到的声音传入大脑的路径长，所需的时间也长，所以，当一种声音同时传进两只耳朵的时候，右耳对语言信息的处理速度要比左耳处理速度快。

"那我以后要对着爸爸妈妈的右耳说话！"魏来开心地说。

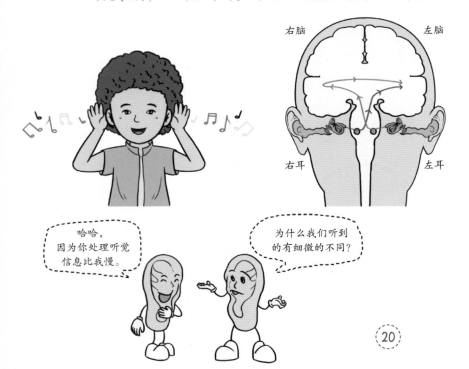

右脑 左脑

右耳 左耳

哈哈，因为你处理听觉信息比我慢。

为什么我们听到的有细微的不同？

鼻腔有数百万个嗅感觉神经元

今天，魏来特别高兴，因为爷爷和奶奶一起接他回家。

他看着一左一右拉着自己小手的爷爷奶奶说："爷爷奶奶，你们身上的味道不一样，奶奶的身上是饭菜的香味，爷爷的身上是书香。"

"哇，我们家魏来的鼻子真灵，奶奶在接你前做了饭菜，爷爷去了书店。"

"太神奇了，我的鼻子可以同时闻到不同的味道。"

"是啊，鼻子不仅用来呼吸，还能帮助我们闻到不同的气味。这是因为我们的鼻腔里嗅觉系统的嗅感觉神经元。"

嗅觉过程开始于我们的鼻子闻到了许多味道分子，大部分分子被保护性的鼻毛过滤在外，而剩下的通过鼻孔被吸入鼻腔中接触到嗅上皮。嗅上皮是嗅觉系统的主要器官，是鼻腔顶部一片小小的黄颜色组织，它包含数百万个保龄球瓶形状的嗅感觉神经元。每一个嗅神经元只拥有一种味道分子的感受器，所以，许多嗅神经元被许多味道分子激活后会在嗅小球集合。在嗅小球里，嗅神经元轴突与僧帽细胞的树突相遇，僧帽细胞把味道信号传递给大脑。其中，嗅神经元和僧帽细胞的组合就像一个音符，许多味道分子能触发无数种这样的组合，形成味道乐曲。

"怪不得呢，那我以后一定得保护好鼻子！"

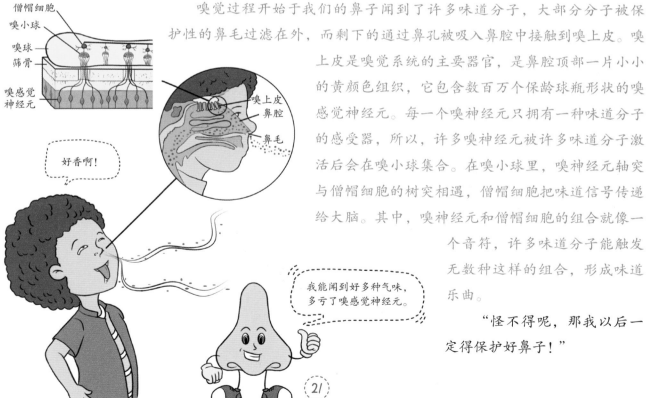

僧帽细胞
嗅小球
嗅球
筛骨
嗅感觉神经元

嗅上皮
鼻腔
鼻毛

好香啊！

我能闻到好多种气味，多亏了嗅感觉神经元。

两个鼻孔是轮班"工作"的

魏来边打喷嚏边向妈妈抱怨："妈妈，妈妈，感冒真的太难受了，而且我的两个鼻子总有一个是不通气的。"

妈妈还没说话，爸爸就开始安慰魏来："其实爸爸和妈妈就算没感冒，我们的鼻孔也是轮班工作的，因为它们太累了，需要休息。"

魏来不明白，看了看爸爸，把头扭向妈妈。妈妈赶忙说道："爸爸可是没有说谎话哦！但爸爸说得也不准确。"我们每个人的鼻子都有两个鼻孔，当我们呼吸时，两个鼻孔的工作量并不是一样的，一般一个起主要作用，另一个起辅助作用。这是因为鼻腔内的血管会进行交替的收缩与舒张，当一个鼻孔工作时，另一个鼻孔就会放松。

小朋友们一定要听爸爸妈妈的话，天气变凉时要加衣服，这样你的鼻子就不会不通气了。

> 我快累死了，你就不能也一起工作吗？

> 抱歉，现在是我的休息时间。

每天分泌的唾液可以装满两个矿泉水瓶

今天，魏来在学校学了容积单位。老师告诉魏来爸爸妈妈，魏来对容积单位并不是很理解，希望回家后多举例子帮助理解。

带魏来回家的路上，爸爸妈妈一直在想怎么教魏来。回家后，他们用饮料瓶、浴缸等容器帮助魏来理解。讲着讲着，魏来喝了杯水，突然脑洞大开地问："我每天咽下的口水有多少呢？"

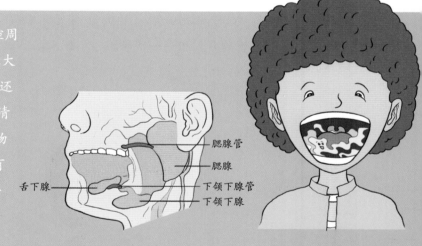

这可没难倒爸爸，他说："口水是由口腔周围的唾液腺所分泌的唾液。我们的口腔有三大唾液腺，即腮腺、下颌下腺和舌下腺，另外还有许多小唾液腺，其中腮腺最大。唾液具有清洁口腔、保护口腔黏膜、润滑舌头、咀嚼食物时让食物变软、帮助说话等作用。唾液还含有淀粉酶和溶菌酶，能帮助消化和起到部分杀菌作用，对人体有一定的免疫保护功能。我们每天都在反复吞下自己的唾液并重新吸收，一个人一天能分泌唾液1~2升，一辈子分泌的唾液足以填满53个浴缸或一整个游泳池！"

魏来顿时觉得不可思议，"我们一天分泌的唾液有1升呢，那是多少呀？"

爸爸拿起魏来手里的矿泉水瓶晃了晃："相当于两瓶矿泉水呢！"

这下，魏来不但理解了容积单位问题，还学到了一个了不起的身体知识，真是一举两得！

打喷嚏的气流速度
比高速行驶的小汽车速度还快

一进家门，魏来就兴奋地对妈妈说："妈妈，我们班今天新转来一位小朋友，他很可爱。"

"发生了什么有趣的事情吗？"妈妈问道。

"他的鼻子和嘴巴小小的，但打喷嚏的声音很大还很特别。他还说他的喷嚏比台风速度都快。"

爸爸听到后，摸了摸魏来的头，说道："你的新同学说的可是事实哦。"

爸爸解释道："喷嚏打不出来会很难受。可如果打了出来，那威力不小呢！我们打喷嚏时喷出的气流速度可以达到160千米每小时，能和12级大风相提并论。"

"真是太不可思议了！阿——阿阿嚏。"魏来忍不住打了个喷嚏。

事实上，人打喷嚏时的气流速度比12级大风的速度还快呢！12级大风的风速可以达到32.6米每秒，而厉害的喷嚏喷出的气流每秒能跑出近90米。普通的小汽车在高速行驶的时候最高时速也只能达到200千米左右，相当于每秒跑出56米。

所以千万记住，打喷嚏时不要将口鼻完全捂住，气流如果不能从鼻子和嘴巴跑出来，就会压入耳朵，后果不堪设想。

既然打喷嚏的速度这么快，为什么没有像大风那样造成巨大破坏呢？因为喷嚏虽然速度快，但波及的范围有限，即使它想造成破坏也无能为力。

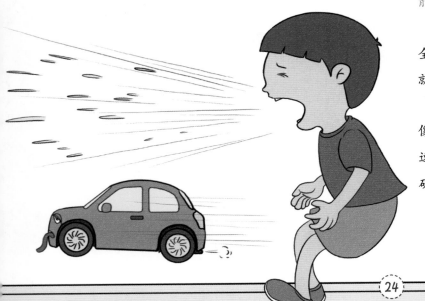

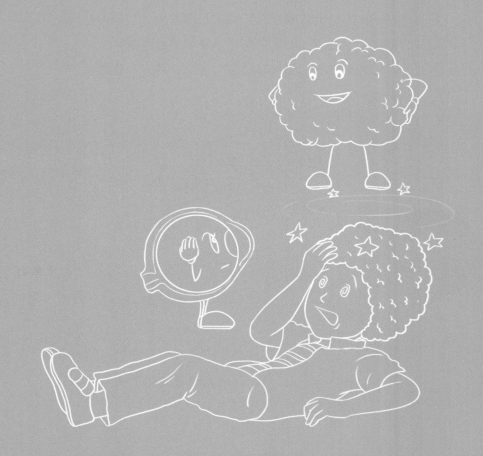

Part 04
大脑的冷知识

大脑真的会被"冻"住哦

夏天实在是太热了，回家路上，小伙伴对魏来说："我们去吃冰淇淋吧。"

一想到冰淇淋，魏来的口水都快流下来了。冰淇淋拿到手后，魏来迫不及待地塞进嘴里一大口。

"啊——真是太好吃了。"魏来快速地吞下冰淇淋，又往嘴巴里塞了一口。

"魏来，你没事吧？"小伙伴发现魏来捂着脑袋。

"我的头好疼呀，像是被'冻'住了一样。"魏来说。

"啊，你一定是吃冰淇淋吃的！"小伙伴安慰他，"既然这样，那就让我来帮你把剩下的冰淇淋吃掉吧！"看着眼前的情景，魏来头疼更心疼："近在眼前的冰淇淋呀！"

为什么魏来会突然感到头疼呢？

事实上，这是大脑在受到刺激时给人类发出的信号，类似"紧急警告"，它告诉我们：你吃的东西太冰凉，或者是你吃凉食的速度太快了！

当我们用错误的方式喝冷饮、吃凉食时，身体内的血管就会为了保护大脑和身体快速地收缩、膨胀，让我们感觉到头疼，从而停止饮食。这就是脑袋突然被"冻"住了的原因。

我们的身体就是这么智能！

太凉了，快点吃！

我们的大脑竟然是粉色的

科学课上，老师在讲人体的奥秘。突然，老师发现魏来在做小动作，就边走过去边问："魏来，不认真听课，低着头偷偷画什么呢？"

原来是一个火柴人。火柴人的四肢分别是一支画笔，红色的头特别大，旁边写着"头脑发达，四肢简单"。

老师举起魏来的画向同学们展示，"虽然魏来同学在上课时画画的行为是不对的，但是这幅画非常可爱，和我们今天讲课的内容也有关。你们有没有发现这幅画有一个小问题？"同学们议论纷纷，没有一个人答对。"其实是大脑的颜色！"老师说。

没错，大脑的颜色不是红色，而是粉色。

从脑的解剖面上看，大脑是由40%较暗的外部部分和60%显著白色的内部部分组成，它们称为灰质和白质。灰质由神经元织成，是对信息进行深入处理的部位；白质由束组成，像电缆一样负责连接灰质区域，在灰质之间、灰质与其他器官之间传递信息。

既然我们的大脑由灰质和白质组成，那不是白色就是灰色喽？然而，我们的大脑是粉色的。因为大脑上密布了大量血管，氧化血为大脑输送氧气和能量，所以，把大脑"染成"了粉色。

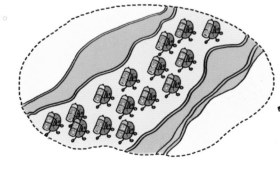

但是，一旦大脑死亡，没有了血液的供给，大脑就会变成灰色哦！

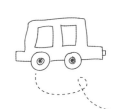

负责开车的爸爸
从不晕车

魏来盼望已久的假期终于到了。这天，爸爸开车带全家人去游玩。途中经过山路，总是大转弯。魏来想通过手机游戏转移注意力。但伴随着大转弯，他的身子不由往前倾，顿时胃里翻江倒海，脑子晕乎乎的，说不出的难受。

妈妈给他喝了一些温水，缓和胃部的刺激。魏来看着前排毫无异样的爸爸，委屈地说："为什么爸爸从不晕车呢？"爸爸笑着回答："等你长大后学会开车也就不会晕车了。"

那么，这其中存在着哪些奥妙呢？

因为坐在车后排的人感知运动的两个器官——前庭和眼睛，在传递给大脑信息的时候出现了矛盾。前庭在人耳深处，是人体的平衡感受器，可以感受头部各种运动的刺激。当汽车行驶时，加减速、转弯、急刹车等造成晃动颠簸后，前庭会告诉大脑"我在动"。但人在封闭的车厢内，眼睛看到的是相对静止的画面，眼睛告诉大脑"我没动"。面对两种截然相反的信息，大脑"懵"了，就产生晕车现象。当人处于前排位置时，前庭和眼睛给大脑的信息是相同的，就不会晕车。

前庭受到刺激导致神经功能紊乱，胃肠产生痉挛或逆蠕动，就会呕吐。看手机也会增加晕车症状。"我再也不坐车时看手机了！"魏来难过地说。

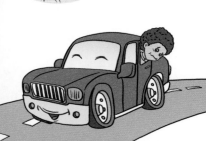

前庭

脑子里面真的有很多"水"

"你脑子进水了吗？"这句话似乎特别耳熟。魏来看动画片里两个小伙伴互相斗嘴，于是嘴里蹦出这么一句话。

脑子怎么进水呢？魏来觉得奇怪。大脑并没有连接外界的器官呀，除了非常贴近的耳朵。不过，如果是从耳朵进水，那也不能叫脑子进水啊。魏来若有所思。"也许，这只是一句玩笑话吧。脑子里怎么可能有水呢？"魏来摇摇头笑了。

"脑子进水"的确是一个不文明的词。但在我们的大脑中真的存在许多"水"。这种"水"叫作脑脊液，是从脑室的脉络丛中产生的。它全天24小时不停地流动，经过大脑中的神经中枢，最后到达蛛网膜颗粒，犹如脑中永不停息的河流。

脑脊液的作用非常强大，它会带走神经细胞产生的代谢废物以及坏死的细胞碎片，增强大脑的免疫力，在我们人体运动时起到缓冲作用，维持大脑内部的平衡。一般人的大脑中都会有100~160毫升的脑脊液。如果没有了脑脊液，我们的大脑就会像瘪气的轮胎一样软塌塌的，无法支撑起来。

所以，"脑子进水"在一定程度上是正确的。

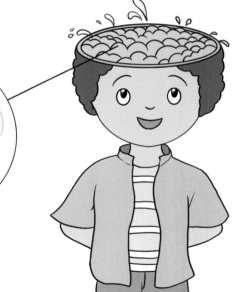

脑脊液

大脑是人体最肥胖的器官

周末，魏来和妈妈去健身房运动。魏来跑了不到十分钟额头上就满是汗珠。他停下来，大口大口地呼吸。妈妈还在坚持，跑完步还做了其他项目。魏来对妈妈的顽强意志表示钦佩。

魏来知道运动对人的身体有好处，但到底好在哪里呢？他问妈妈："这些运动项目对我们有哪些好处呢？"妈妈一边压腿一边回答魏来："运动不仅能增强心肺功能，有利于人体骨骼、肌肉生长，还能够减少脂肪，让体型变得更好看。"

魏来"打破砂锅问到底"："那么，哪个部位的脂肪最多呢？我们最常做的运动是跑步，是不是腿部的脂肪最多？"

令魏来万万没有想到的是，人体最肥胖的器官竟然是大脑。

虽然我很胖，但能为人体提供更多的能量哦！

平常我们所说的脂肪，实际上是脂类。人体内的脂类分为脂肪与类脂。

大脑的 60% 是脂类，这些脂类能促进脑细胞发育、提供能量等，具有非常强大的功能。比如，鞘磷脂和脑磷脂对于神经系统的发育必不可少，只有每天从饮食中摄入足量的脂肪，才能为大脑的正常运转提供必需的能量。DHA 是一种对人体很重要的不饱和脂肪酸，俗称"脑黄金"，具有增强记忆与思维能力、提高智力、延缓脑细胞退化等作用。还有一些维生素只有与脂肪结合才能被人体吸收。但是也不能过多地食用脂类食物哦。

所以，现在你相信人类最肥胖的器官就是大脑了吧！

人类的大脑容量约等于 5000 台电脑容量

　　魏来最近迷上了一档益智竞赛节目，每次观看时，嘴巴就从"一"字形变成"O"字形，因为真的是太令人吃惊了。两秒钟算出 3793 乘以 4509 等于多少、在几百个相同的扇子中找不同……这些看似不可能完成的事情，选手们竟然都做到了。

　　魏来好奇地围着电视，左看看右瞧瞧，双眼都快贴到屏幕上了，却还是找不到任何破绽。"这到底是怎么做到的呢？甚至有的选手年纪和我差不多。"一堆问号充斥着魏来的大脑。他跑去问爸爸，"人的大脑真的有这么厉害吗？"爸爸一时间也答不上来，就上网查了一些资料，不查不知道，一查吓一跳。

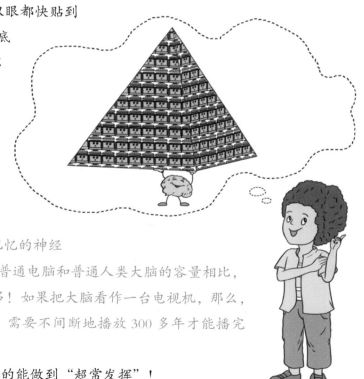

　　也许我们低估了大脑。

　　人类大脑的储存记忆功能是非常强大的，因为我们大脑中有超过 100 亿个主导储存和记忆的神经元，其发达程度不容小觑。经过计算，如果拿普通电脑和普通人类大脑的容量相比，一个人的大脑大约等于 5000 台电脑，甚至更多！如果把大脑看作一台电视机，那么，大脑容量差不多等于 300 万小时的电视节目，需要不间断地播放 300 多年才能播完所有的内容。

　　所以，人类大脑经过专业的学习和训练真的能做到"超常发挥"！

为什么当头部受到撞击时会"眼冒金星"

受同桌影响，魏来最近特别爱看书，如痴如醉，吃饭时也捧着一本书，晚上睡觉也舍不得放下。

不过，如果你仔细看他手上的书，就会发现那是一本搞笑漫画书。怪不得他读书时总是咯咯笑，还以为他热爱知识，乐在其中呢！

一天，魏来从洗手间回教室，一边看书，一边走路，没有注意，以为教室门是开着的，"砰"地撞到了门。魏来可没练过铁头功，这么一撞，漫画书早丢了，他也跌坐在地上。同学们赶紧跑过去问他怎么样，他揉揉头，坚强地忍住了眼泪，然后说："我看到了好多星星。"

为什么撞到头会看到星星呢？

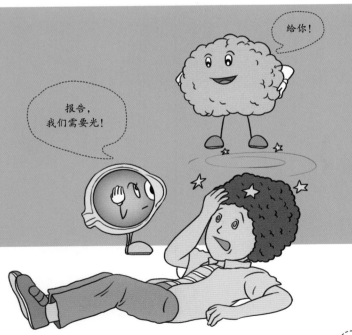

这和我们眼睛上的"光感受器"有关。"光感受器"是分布在视网膜（眼球壁内层）附近的细胞，它们能够接收光线的刺激，并通过视神经将信息传达到大脑。当头部受到撞击时，"光感受器"也受到了冲击，并在这一过程中向大脑发送了错误的"有光"信号，于是会仿佛看到一瞬间的光亮。这就解释了为什么人撞到头会"眼冒金星"了。

小朋友们可千万别学魏来边走路边看书哦！

32

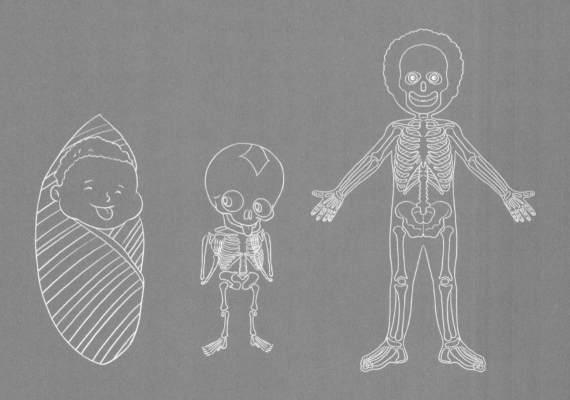

Part 05
皮肤、骨骼
与肌肉的冷知识

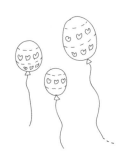

为什么人会起鸡皮疙瘩

今天天气阴沉，云厚厚的、低低的，风呜呜地号叫着。但天气丝毫不影响魏来的心情，他依旧美滋滋的，因为今天是周五。放学后，魏来第一个冲出校门。

但爸爸出差了，只能坐妈妈的电动车回家。一路上，魏来冷得直打哆嗦，终于忍到了家，他脱下衣服一看，发现自己的胳膊上有许多密密麻麻的小疙瘩。

"妈妈，妈妈，我身上怎么这么多像鸡皮一样的疙瘩？"魏来快要吓哭了。

妈妈耐心地给魏来解释："因为我们皮肤的每根汗毛下都有一条小肌肉，叫作竖毛肌。我们的身体很敏感，当气温下降时，它们会收缩，形成一种肌肉突起，堵住毛孔，防止热量流失，皮肤表面就出现一个个小小的隆起，汗毛也会竖起来，因为样子像刚拔完毛的鸡，所以叫'鸡皮疙瘩'。"

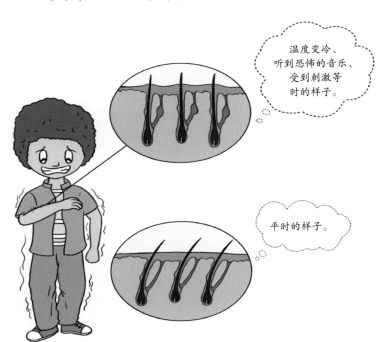

温度变冷、听到恐怖的音乐、受到刺激等时的样子。

平时的样子。

现在很多科学家认为，几百万年前，鸡皮疙瘩能对浑身长毛人类的祖先起到保护作用。虽然这种反应对于褪了毛的现代人作用不大，但当遇到温度变冷、听到恐怖音乐、受到刺激等时，身体又会有这种应激反应。

听完妈妈的话，魏来这才放下心来。

脚趾甲的生长速度只有手指甲的一半

周末，爸爸妈妈带魏来看望爷爷奶奶。推开门，魏来看到奶奶坐在院子里，边晒太阳边剪指甲。

魏来搬来小凳子坐在奶奶旁边，问："奶奶，为什么每次来都能看到您剪手指甲呢？那脚趾甲呢，多久剪一次呢？"

在一旁的爷爷哈哈笑起来，夸魏来爱动脑筋，并给他说明原因。

因为指甲总是生长，太长会容易滋生病菌，影响生活，所以要经常剪，但也不能剪太短。

指甲是皮肤的延伸，由一种名为角蛋白的蛋白质组成，可以保护手指。每片指甲都是从皮肤下的甲基生长出来的。甲基不断产生新的细胞，并把旧的细胞挤到指甲下方的那层皮肤（甲床）上。这些细胞被推挤出来时就已经死亡了，这就是为什么剪指甲不会痛的原因。

因为手总是暴露在外面，我们用手比用脚多。而且手指离心脏更近，手部的血液循环更快，手指甲也就长得更快了。手指甲每天生长 0.1 毫米，而脚趾甲每天只生长 0.05 毫米，是手指甲生长速度的一半。所以，手指甲剪得更勤快一些。

听完爷爷的话，魏来直点头，"原来小小的指甲里还藏着这么多大学问呢！"

"奶奶，我帮您剪指甲吧！"魏来说。

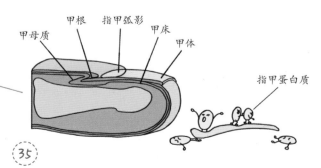

甲母质　甲根　指甲弧影　甲床　甲体　指甲蛋白质

为什么自己挠痒痒不痒，被人挠却特别痒

晚上吃完饭，爸爸在书桌前加班，魏来陪在爸爸旁边安静地看书。

"爸爸，今天我和同桌比赛挠痒痒，奇怪的是，我挠自己的时候不痒，被同桌挠就特别痒，我想让爸爸试试，看看是不是也会痒。"魏来看向爸爸说。

"那爸爸挠了哦。"爸爸说着，抱起魏来开始挠他的胳肢窝和脚心。

"哈哈哈——爸爸，不要挠了，不要挠了，好痒呀。哈哈——"魏来笑个不停。

爸爸不再挠了，但也被魏来的笑声逗得哈哈大笑。

"可是，为什么我自己挠自己就不痒呢？"魏来疑惑地看着爸爸问道。

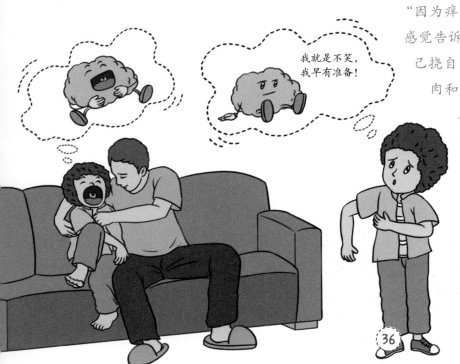

我就是不笑，我早有准备！

"因为痒痒是从皮肤上开始的，皮肤会把这种感觉告诉大脑，我们知道痒的感觉。当我们自己挠自己的时候，大脑会提前告诉我们的肌肉和皮肤，让身体和心理有了准备。但别人在挠我们的时候，即使提前知道，大脑却不会发出任何的警告信号，身体没有接收到任何信息，我们就会感觉到痒个不停。"爸爸笑着回答。

"原来是这样啊，我们的皮肤这么智能！"魏来说着，突然挠了下爸爸的胳肢窝。

"哈哈哈——"

人长大后有的骨头居然会消失

　　饭桌上魏来和爸爸妈妈分享着今天学到的新知识，魏来一本正经地问道："妈妈，你知道你身体里有多少块骨头嘛？"

　　妈妈笑着说："当然知道呀，妈妈身体里有206块骨头。"

　　魏来笑道，自信地说："错。老师今天讲，我们出生的时候身体里有三百多块骨头。"

　　这时候，聪明的爸爸看了看疑惑的妈妈，笑着说道："你们说的都是正确的。我们刚出生时，身体为了自我保护，大约有305块骨头。其中，很多都是软骨，软骨具有灵活性，可以顺利通过妈妈的产道。随着年龄的增长，骨骼不断发育，几块相连的骨头便逐渐合为一块了，在我们成年时，20岁左右，就只剩206块骨头了。

　　比如儿童的骶骨有5块，长大成人后合为1块；尾骨有4~5块，长大后也合成了1块。儿童有2块髂骨、2块坐骨和2块耻骨，到成人就合并成为2块髋骨。头骨上的一些软骨也会随着年龄的增长而长在一起。"

　　"不得不说，人体不是一般的奇妙呢！"魏来和妈妈感叹道。

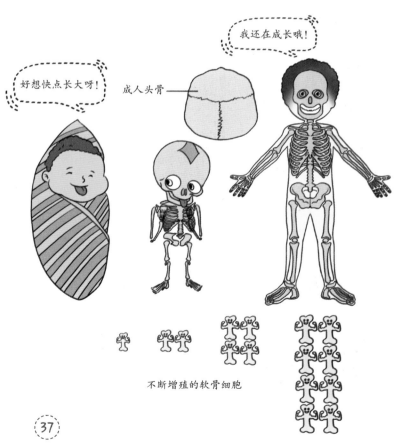

好想快点长大呀！

我还在成长哦！

成人头骨

不断增殖的软骨细胞

活动关节时为什么会"咔咔"响

周末，天气晴朗，魏来和爸爸去公园锻炼身体。

"爸爸，我是不是生病了？我刚才运动的时候手指发出了'咔咔'的声音，像泡泡破裂一样。"魏来一脸担忧地看向爸爸。

爸爸摸了摸魏来的手指和脖子，安慰道："你很健康，这是不经常运动突然大量运动导致的。"

其实，手指关节等关节叫滑膜关节，它们是骨连结的主要形式，非常灵活。活动时产生的响声被称为关节弹响。一般情况下，稳定而适度地关节活动不会引起弹响，因为里面有软骨，还有一种能润滑关节的液体，它们可以保护骨头、帮助骨头滑动、缓冲等。发出响声是因为润滑关节的液体里有很多气体泡泡，当我们活动时，周围的液体会挤压使泡泡破裂发出响声，有时候声音小得听不到，有时候则能听到。但不用担心，泡泡破裂后会溶解重新回到液体里。不管身体健康还是生病的人都会有这些泡泡。

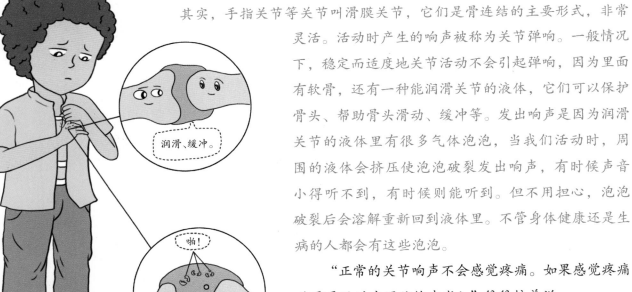

润滑、缓冲。

啪！

"正常的关节响声不会感觉疼痛。如果感觉疼痛就需要及时去医院检查啦！"爸爸接着说。

"明白了，我没有感觉疼痛，我没有生病！"魏来高兴地跳了起来。

为什么打针要打在屁股上

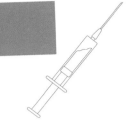

魏来的感冒还没有好，一直打喷嚏，妈妈带魏来去医院，医生建议打针。穿着白大褂的阿姨拿着针管和消毒用具准备给魏来打针。

魏来看到针，红着脸看向妈妈，既害羞又怕疼。

妈妈好像明白了魏来的小心思，"打针就能快点好起来，可以和小伙伴出去玩。没事的，妈妈会在这里陪着你。魏来是个勇敢的小男孩。"

魏来用手捂着眼睛，忍着疼打完了针。妈妈准备带魏来走，魏来终于忍不住问医生，"为什么一定要打在屁股上呢，别的地方不可以吗？"

医生笑着说："理论上，有肌肉的地方都可以打针，那为什么就偏偏盯上了小屁屁呢？因为屁股非常厚实，包裹着骨头，神经也相对较少，相比身体其他布满神经和血管的地方，打屁屁既不会伤到骨头和深处的血管，也不会扎到神经，是最安全的。而且屁股上肌肉组织疏松、密度小、毛细血管遍布，将针打在屁股上药物很快会被身体吸收。你就不会打喷嚏啦。"

是的，屁屁上厚厚的肌肉很好地保护了我们的骨头不被伤害。

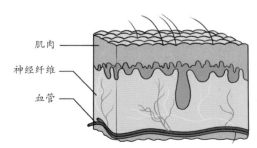

肌肉
神经纤维
血管

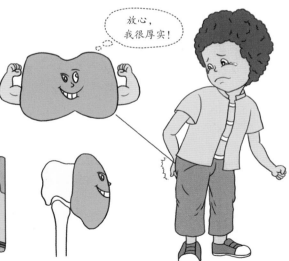

放心，我很厚实！

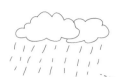

哭比笑牵动的肌肉还要多

"同桌，你怎么哭了呀？"魏来看着趴在桌上抽泣的同桌，关心地问道。

"这道数学题我不会做，呜呜呜——身为数学课代表，却不会做数学题。"同桌边哭边说。

"我妈妈说，如果在学校有什么不会的问题，不能自己一个人憋着，要及时去问老师，所以你不要哭啦，我们一起去问老师吧。"

两个人一起去找老师。老师教完题，说："以后做不出题的时候千万不能哭，要多思考，多微笑。"

"老师，为什么呀？"他们异口同声地问道。

"因为哭比笑的时候动的肌肉多，牵动肌肉消耗体力，所以要笑，这样才能留着力气做题呀！"

是的，我们面部有 42 块表情肌，它们能产生丰富的表情，表达情感。实验证明，笑最少只需要牵动 4 块肌肉，而哭最少会牵动 14 块肌肉。比如快乐时会牵动上唇方肌、提上唇肌、颧肌、笑肌等；悲伤时会牵动颞肌、额肌、枕额肌、降眉间肌、皱眉肌、降眉肌、眼轮匝肌、鼻肌、咬肌、颊肌、下唇方肌、降下唇肌、降口角肌、额肌等。根据情绪，每个人的肌肉牵动可能都不一样。

所以，要微笑着面对困难哦！

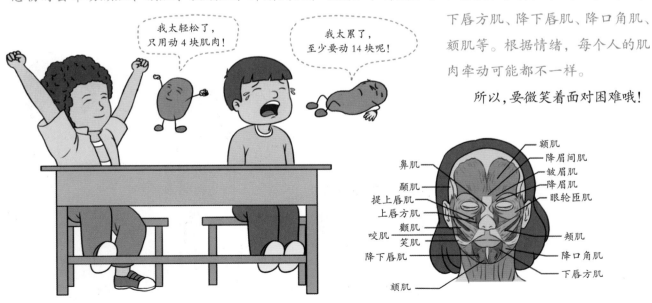

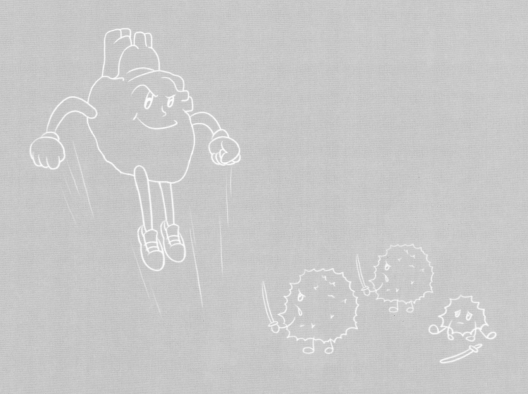

Part 06
心脏与血液

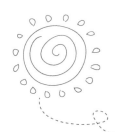

心脏是唯一不会
得癌症的器官

魏来最近读了很多人物传记，发现很多人都是死于"某癌"。"爸爸，癌症真是一种可怕的疾病，它夺走了无数人的生命。"被"癌"这个字眼吓到的魏来跑去问爸爸。

"是的，癌症很可怕。而且随着人逐渐老去，患上癌症的风险会逐渐增大，但也不是每个人都会得癌。你总结一下你看到的'某癌'，看看有没有新发现。"

魏来一边翻书一边认真地记下：肺癌、肝癌、胃癌、肾癌、胰腺癌……思索了一会儿，脑子里一道灵光闪过，"爸爸，我发现了许多关于癌症的器官，但没有心脏。"

是的，心脏是人体唯一不会有癌症的器官。这是为什么呢？

原来，癌主要是上皮组织形成的恶性肿瘤，而心脏是由心肌细胞和血管构成的，没有上皮组织。心脏的心肌细胞寿命与人一样，从出生后就不再分裂增殖了，所以不容易发生细胞癌变。而且心脏位于人体的核心位置，流入心脏的血液中的有害物质已经先被肝脏、脾脏、肾脏等"净化"处理过了，所以心脏一般也不会被血液中"致癌物质"侵入。而且心脏是血液循环的"泵站"，时时刻刻不停地跳动，血流速度快，即使是移动的恶性肿瘤细胞也没有机会"站稳脚"。

心脏是人体最重要的器官，确实应该受到高级别的保护呀！

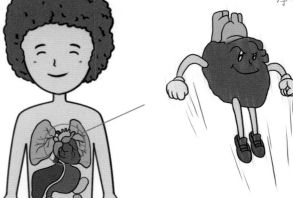

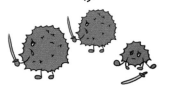

不行啊，这家伙跳动快、血流快，我们没法靠近！

心脏的力量
足以举起我们自己

　　魏爸爸带魏来去看科学展。身体科学区的一个仿真心脏模型吸引了魏来的注意，魏来透过玻璃仔细地左看右看。

　　"爸爸，我们的心脏都这么小小的吗？"魏来问。

　　"是呀，差不多拳头那么大，大概在这个位置。"爸爸指了指魏来的左胸。

　　"老师说，血液循环就是依靠心脏将血液压入血管，推动血液流经全身各部位，从而将养料和氧气输送到全身，满足人体生长发育的需要。如此小巧的心脏，却能将血液输送至我们全身，真的好厉害呀！"

　　是的，每个人的心脏大小略有不同，一般相当于自己的拳头大小。这样小小的心脏，力量却大得惊人，超乎想象。它像一台强有力的泵，一刻不停地通过有力的收缩搏出血液。当心脏收缩时，血液流动对血管壁产生侧压，我们称为收缩压，其力量大到足以让血液喷出 10 米左右。

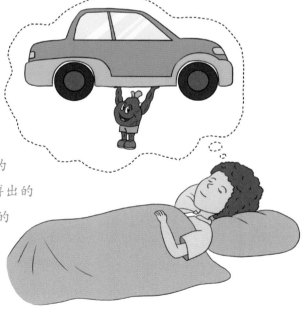

　　人在安静的状态下，心脏 1 分钟搏出的血量约为 4500 毫升，如果换算成重量，大约 4.5 千克，一昼夜搏出的血量约达 6400 千克。在人睡眠的时候，8 小时内心脏的做功量相当于把一辆小汽车举到两米以上，如果心脏用这个力量举我们，足以举超过 20 千米。

　　这就是"小小身体蕴藏大大的能量"的最好证明吧！

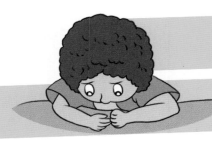

心脏离开身体后
还能继续跳动

邻居家的奶奶生病了，在医院住了好长一段时间，今天终于康复出院了，魏来开心地随妈妈去看望。在大人们的只言片语间，魏来了解到，奶奶做了一个名叫"心脏移植"的大手术。"心脏移植"这四个字让魏来的小脑袋里又生出了好多小问号。

"心脏移植就是把心脏从一个人的身体里移到另一个人的身体里吗？"回到家后，魏来迫不及待地跑去问爸爸。

"简单理解是这样的。"爸爸谨慎地说。

"可是，把心脏移出一个人的身体，这个人就没有心跳了，没有心跳这个人不就死了吗？"魏来更困惑了。

"先夸夸你的自主推理和思考。不过你这两个推理都不对哦……"爸爸耐心地解释。

首先，离开了人体的心脏，只要给予足够的氧气，可以继续跳动。因为心脏不需要其他神经的刺激，心脏的肌肉自己会产生电流，刺激心肌收缩，保持跳动，这种跳动能长达约8小时，这也是"心脏移植"

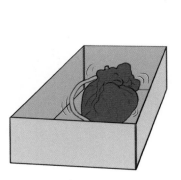

我还在跳动哦！

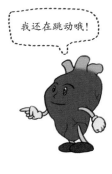

手术得以顺利进行的基础。做手术的时候，就是要"抢"这8小时。其次，人体的死亡也不能完全通过有没有心跳来确定，死亡确认在医学、法律等领域都是个很有争议的问题。目前，世界上有很多国家都以"脑死亡"作为死亡确认的依据。

"心脏移植真的太神奇了，它让人有了新生命！"魏来感叹。

血液除了红色还有黄色

魏来最喜欢参观海洋馆，那片蓝色的世界里充满了无穷的秘密。这次魏来去海洋馆发现了海洋生物血液颜色的秘密：虾和蟹的血是青色的，章鱼的血是蓝色的，更神奇的是一种叫扇螅虫的小动物，它的血液居然会变色，一会儿是红色，一会儿又变成绿色。

"爸爸，我之前以为所有生物的血液都是红色的。"魏来兴奋地说。

爸爸笑着说："所有生物可是一个相当庞大的群体呢，人的血液也不一定是红色的哦，还有黄色的呢。"

是的，血液的颜色取决于红细胞里血红蛋白的颜色，而血红蛋白的颜色是取决于组成血红蛋白的金属颜色，人类的血红蛋白含有大量的铁元素，铁元素与氧结合，血液呈鲜红色，而虾和蟹的血红蛋白含有大量的铜元素，铜元素与氧结合，血液呈青色。

所以，人类血液看起来的红色是红细胞的颜色。但血液中不只有红细胞，还含有血浆等其他成分。如血小板和血浆，它们都呈透明的黄色，就像血液家族中的"橘汁"，而且都是能救命的"橘汁"。血小板可以帮助其数量极度减少，有出血倾向或出血患者，预防或控制出血。血浆可以帮助手术、外伤等大出血或者血浆大量丢失的患者。

原来血液的颜色有这么多秘密！

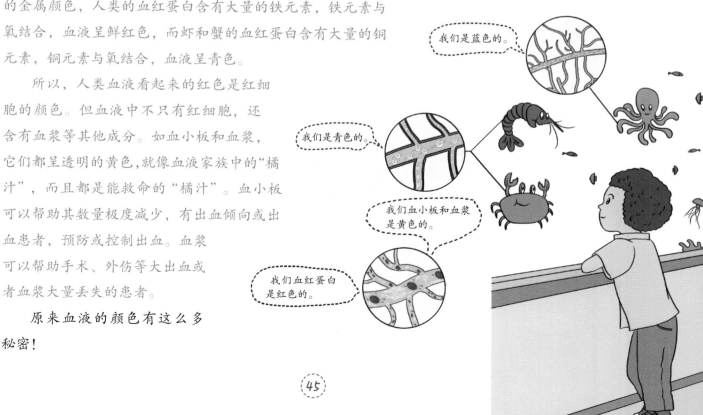

我们是蓝色的。

我们是青色的。

我们血小板和血浆是黄色的。

我们血红蛋白是红色的。

魏妈妈每天晚上睡觉前都会泡脚。

"我洗脚只用 3 分钟，妈妈每次却要 30 分钟。"魏来向爸爸抱怨。

"妈妈那叫'泡脚'，跟我们的洗脚是不一样的。"

"妈妈为什么要'泡脚'呢？"

"正确泡脚的好处有很多，比如促进身体血液循环……"

"血液循环？"魏来充满疑惑地看着爸爸，又看了看妈妈。

"因为脚离心脏最远，处于血液循环的末端，很容易出现血液循环不畅的情况；脚又离地面最近，容易受到寒气的侵袭，脚丫会冰冷，晚上泡脚能促进血液循环，使双脚温暖。"

"那血液在身体里循环很慢吗？要多久才能到脚？"魏来眨了眨眼睛，等待着答案。

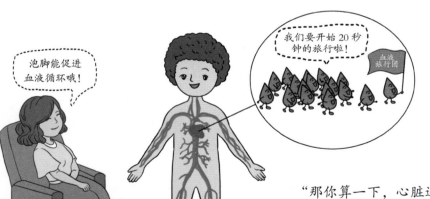

泡脚能促进血液循环哦！

我们要开始 20 秒钟的旅行啦！

血液旅行团

"心脏送出来血液，经过主动脉、各级动脉，流到全身的毛细血管，然后又经过各级静脉、上下腔静脉，再返回心脏。血液按这个顺序'旅行'，正常的话，在体内循环一圈只需要 20 秒钟左右。"爸爸答道。

"那你算一下，心脏送出来的血液到脚需要多久呢？"爸爸抱起魏来，摸着他的小脚丫，笑着问道。魏来摸了摸自己心脏所在的位置和脚丫，皱着眉，"咦，怎么问题又回来了？"

人体每天制造 1000多亿个血小板

今天，魏来想切好苹果等妈妈下班回家吃。可是新买的削皮刀太锋利了，一不小心食指就被划出了一道小口子，鲜血慢慢渗出来，一会儿就流出来一大片。魏来吓得哇哇大哭。

幸好妈妈下班回来了，赶紧帮魏来清理伤口，消毒、贴创可贴，血止住了。魏来有点不相信地问道："妈妈，手指真的不会再流血了吗？我会不会像电视里演的那样'血尽而亡'？"妈妈大吃一惊，安慰魏来："怪不得你哭得这么伤心呢！乖魏来，一点小伤口是不会一直流血的，因为我们的血液里有血小板。"

是的，正常人每立方毫米血液中含有10万~30万个血小板，虽然它们寿命平均为8~12天，但人体每天会生成1200亿个血小板，维持总量平衡，帮助我们止血、愈合伤口等，保证身体活力。它们就像"止血凝血军"，当我们的血管壁受损或破裂后，会第一时间赶赴现场，堵住伤口，避免流血。当伤口过大时，"止血凝血军"会互相粘在一起，更牢固地堵住破损的伤口。"止血凝血军"还会释放"超级沙袋"，一种特别厉害的凝血因子，促进血液凝固，巩固止血成果。

所以，只要伤口不严重，血会止住的，不用担心自己会"血尽而亡"。不过，还是要小心，尽量不让自己受伤哦！

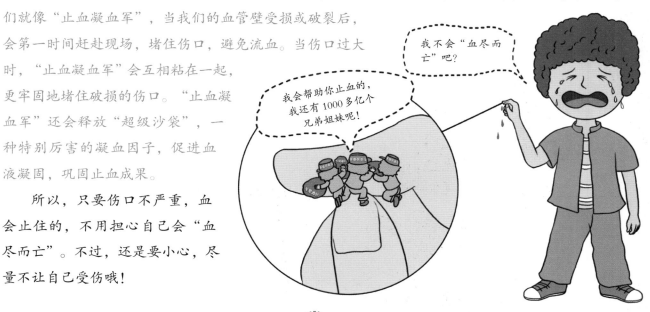

血液中的铁元素
足够打造一颗小钉子

　　"魏来，吃饭啦！"又到了快乐的美食时间，魏来从房间冲出来，脸上的笑容尚未完全绽开，就突然收了回去，换成一张嘴角下拉的苦瓜脸，因为餐桌上有一大盘菠菜。

　　"妈妈，我不想吃菠菜！"

　　"但是要营养均衡，菠菜能补充身体的铁元素哦。"

　　"妈妈，我宁愿吃铁，也不想吃菠菜，呜呜呜——"

　　"乖孩子，吃铁可不能补充铁元素哦。"妈妈笑了。

铁元素是构成人体必不可少的微量元素之一，铁元素参与氧的运输、储存和造血，缺铁会影响到人体健康和发育，最大的影响就是会导致缺铁性贫血。身体中的铁元素和我们生活中的铁锅、铁碗可不太一样，成人体内铁元素的总量为4~5克，足够打造一颗小钉子，其中大部分是以血红蛋白等化合物的形式存在，其余则是储备铁，以铁蛋白的形式储存在肝脏、脾脏和骨髓中。

铁元素含量比较丰富的食物，除了菠菜还有动物肝脏、瘦肉、鸡蛋黄、小米、芹菜、木耳和蘑菇等，魏妈妈可以做点别的菜来帮助魏来补充铁元素哦。不过，如果魏来小朋友不挑食就更好啦！

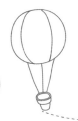

我含有铁元素哦！

身体里的铁元素足以打造一颗小钉子。

Part 07
屎尿屁的冷知识

健康的屎是棕色的

魏来有个习惯，排便后看看自己的大便。

因为魏妈妈说，能够从大便的形状和颜色中看出很多身体问题。如果大便发黑，可能是吃了含有黑色素的食物，或是体内出血（血液氧化变黑）；如果大便是墨绿色并且伴有酸臭味，且没有吃绿色蔬菜的话，可能是消化不良、消化系统发炎或细菌、病毒感染；如果大便发灰发白，很大可能是胆管堵塞；如果大便很黄，说明饮食中摄入了太多脂肪；如果大便带红色，可能是吃了红色素多的食物或肠道有问题。

魏来没有发现什么问题，就擦擦屁股，按了冲水键。他挠了挠头，想：观察屎也是一件有学问的事情。

那么，健康的屎一般是什么颜色呢？

正确答案是棕色，也就是黄褐色，这个颜色说明人体胃肠道状态极佳，身体倍儿棒。之所以是这种颜色，是因为血液中的胆红素经过胆汁和消化食物后被染成了棕色，最后通过肠道排出。

虽然仅凭肉眼判断身体症状不能完全正确，但我们可以靠屎的颜色大概进行推测。所以，下次拉完便便后，不妨回头看看。

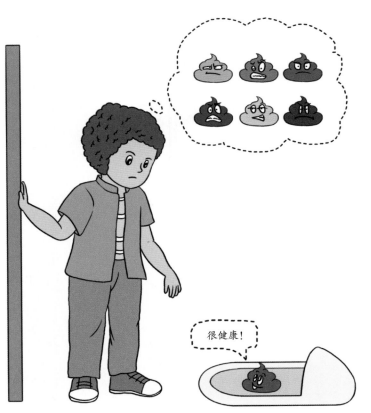

很健康！

尿尿时为什么会打冷战

夜里，魏来被尿憋醒了。他睁开蒙胧的睡眼去卫生间。

尿尿的时候，魏来突然感觉身体开始哆嗦，全身上下还起了鸡皮疙瘩。

"好冷啊！"他自言自语道。"难道是我穿得太少了吗？"魏来稍微清醒了一些。他看自己穿着睡衣睡裤。现在才初秋，天气并不是很寒冷，这样的穿着也很保暖，不可能感觉到冷。魏来的脑门开始冒冷汗，难道……是遇到什么灵异事件了吗？他赶紧上完厕所，以箭一般的速度跑回了自己的房间。

回到房间后，困意袭来。魏来回到自己的小床上，温暖一下子包围了他，他也不再感觉到恐惧和寒冷。"不管了，还是继续做我的美梦吧。"他闭上眼，再次进入了梦乡。

那么，真的有灵异事件吗？当然不是了。尿尿时打冷战是有科学依据的。

尿液在人体内时，会吸收身体部分的热量。而尿尿的时候，尿液从体内排出，身体的热量也就随之减少，体温变得低了。大脑意识到身体变冷了，就通过肌肉收缩来产生热量，这时身体就会不由自主地哆嗦。

所以我们在尿尿的时候会感觉身体在发抖，其实是大脑发出的一种身体信号。

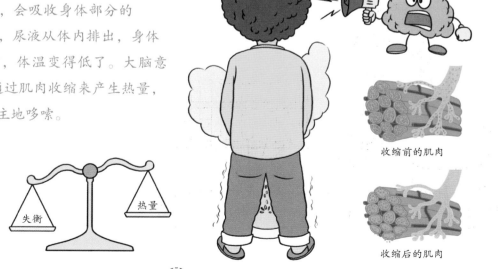

好冷啊！

变冷了，肌肉收缩快！

失衡 热量

收缩前的肌肉

收缩后的肌肉

尿液在显微镜下是七彩的

"显微镜是用来做科学实验的一种仪器,可以把物品放大好几十倍,能看到许多眼睛看不见的东西,有很多奇妙的、令人惊掉下巴的发现,比如尿液的颜色。"老师说。

"啊——"魏来和班上的同学纷纷发出了惊叹的声音,眼睛里透露着好奇。

"你们平常看到尿液都是什么颜色的呢?"老师问。

"黄色。"同学们争先回答。

"但是在显微镜下,看到的不止是黄色哦。"老师眨了眨眼睛,揭晓了正确答案,"是七彩的,像彩虹一样。"

"啊——"这次班级里的惊叹声比上次还要大。

老师说的没错,在显微镜下不断放大观察物,可以看到许多细小的、我们平常看不到的物质。

在放大许多倍后的正常尿液中,我们能看到许多晶体物质和非晶体物质,一些反光的晶体物质边缘会折射出类似七彩的光。

这些晶体的主要来源是什么呢?在人类的尿液中含有 95% 的水和 0.05% 的尿酸。尿酸在水中会微微溶解,并且非常容易结成晶体,即尿酸晶体。虽然它的含量非常少,但是在放大倍数高的显微镜下可以发现。

这是不是一个很奇妙的发现呢?

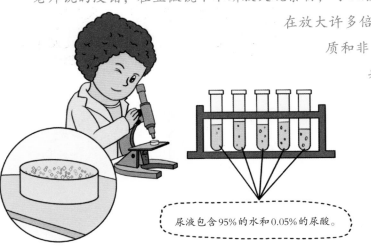

尿液包含 95% 的水和 0.05% 的尿酸。

紧张时怎么总想去厕所

新学期开始，魏来的班级要重新进行班干部竞选。魏来对科学最感兴趣，成绩也最好，所以他决定竞选科学课代表。

竞选正式开始了。一想到台下有那么多双眼睛注视着他，魏来的心就怦怦直跳，紧张得不行，原本背熟的演讲稿也忘得一干二净了。快上场了，魏来感到头皮发麻，忍不住想要去厕所小便。老师同意后他匆匆忙忙地去了厕所。再次回到教室里，魏来感到心跳的速度缓和了不少，和原先比起来，也不那么紧张了，他努力让自己镇定，走上讲台，完成了竞选演讲。

一紧张就想去厕所，这是为什么呢？

其实这和我们的心理活动有关。心理活动能够引起一连串的生理反应。中枢神经系统和肠胃神经系统之间存在一个内分泌网络。正常的尿意是器官和大脑沟通后的结果。但当我们陷入紧张、焦虑等情绪中时，身体里的神经系统变得敏感，会加速工作，出现呼吸加快、肌肉紧张等现象，内分泌也会发生变化，进而影响胃肠道神经系统，让我们有了尿意或屎意。

心理活动和生理活动之间存在着密不可分的关系。对于一紧张就想去厕所的问题，最好的解决方法就是克服紧张的心理。

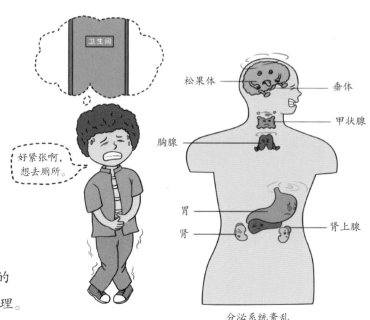

好紧张啊，想去厕所。

松果体　　垂体
胸腺　　　甲状腺
胃　　　　肾上腺
肾

分泌系统紊乱

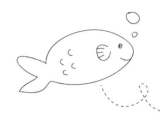

为什么一听到水声就想尿尿

家里的水龙头忘记关了，魏来听到水声后，立马跑去把水龙头关了。

流水声却还在他的耳边回荡，就好像有种特别的魔力，魏来顿时有了尿意，一溜烟地蹿进了卫生间。不过，魏来在马桶前等了好一会儿，屁股都冻凉了也没尿出来。

魏来嘟着嘴说："真是奇怪，为什么刚刚特别想上卫生间呢？"

这样的情况不止出现过一次。有一次在学校课间时，魏来从操场运动回来，去卫生间洗手，他听到马桶那边传来一阵冲水声，原本没有尿意的他，忍不住又想尿尿了。

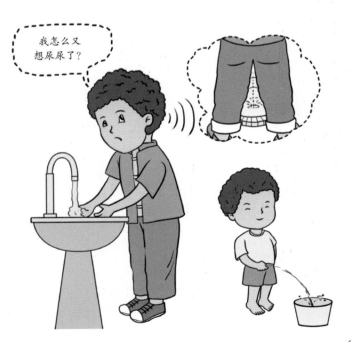

我怎么又想尿尿了？

其实，这种反应在很多人和动物身上都有表现。专家把它解释为"巴普洛夫反射"。巴普洛夫是发现这一现象的俄罗斯科学家。他做了一个实验：每天在喂狗前先让它们听到钟声，坚持一段时间后，狗听到钟声响起，还没吃到食物，就已经开始流口水了。这就是我们经常说的条件反射。人也不是一生下来听到水声就想要尿尿，只是在后天的生活中慢慢养成了这种习惯。从幼儿时期起，我们小便的过程中就伴随着流水的声音或者滴水的声音，这种声音刺激了耳朵，给大脑留下了深刻的印象，所以每当我们听到水声时，就会有想要尿尿的感觉。

不管是否听到水声，想尿尿都不要憋着哦！

屁能被点燃吗

魏来在网上看到一条非常可怕的视频：一个男子对着不远处燃烧的蜡烛放屁，结果他的屁股和蜡烛之间出现了一道燃烧的火光。

"放屁竟然能点火？真是闻所未闻。如果一个人坐在火炕边，不小心放了个屁，那这个人的屁股不就被点燃了吗？这样的话，放屁不仅需要区分场合，还需要小心翼翼了，否则就容易火烧屁股。"魏来自言自语。

魏来突然感觉到屁股上有一阵凉意，不，是"暖意"！

屁真的能够被点燃吗？

魏来看到的视频究竟是真的还是用特殊技术制作出来的呢？先让我们来了解一下屁的主要成分。除了氮气、二氧化碳、氧气等，组成屁的还有 20% 的氢气和 7% 的甲烷，它们属于可燃烧的气体。在有火的情况下，如果氢气和甲烷的浓度非常高，有可能会导致喷火或爆炸。严重的情况下甚至会造成人体内的爆炸，危及生命。

值得庆幸的是，屁中所含的可燃气体较少，一般不会达到爆炸的临界值。而且，它排入空气中很快就会被空气稀释，所以不用担心放屁会点燃或爆炸。

视频里的做法是非常危险的，千万不能模仿哦！

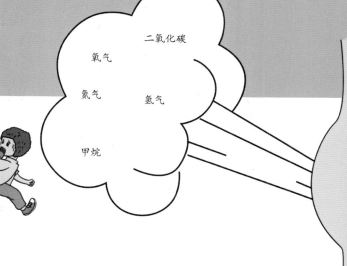

二氧化碳

氧气

氮气   氢气

甲烷

憋住没放的屁变成了嗝

语文课上，同学们正在默写古诗。突然，魏来想放屁，可是在这么安静的环境下放屁，万一又臭又响，岂不是很尴尬？于是，他使劲儿憋着，硬生生把屁憋回去了。

虽然解除了一时的尴尬，可魏来心里却很不安：那些憋住没放的屁到底去了哪里呢？

憋着不放的屁并没有消失。屁是人体消化系统产生的气体，积累到一定程度之后就会找个出口释放出去。怎么释放呢？它们会被肠壁吸收进入血液，血液流经全身，被带到肝脏里，被肝脏过滤，之后到达肺部。

是的，没错！屁最后就会伴随呼吸被吐出来，就像打了个没有声音的嗝。如果是臭屁，吐出来的会有臭臭的味道哦。

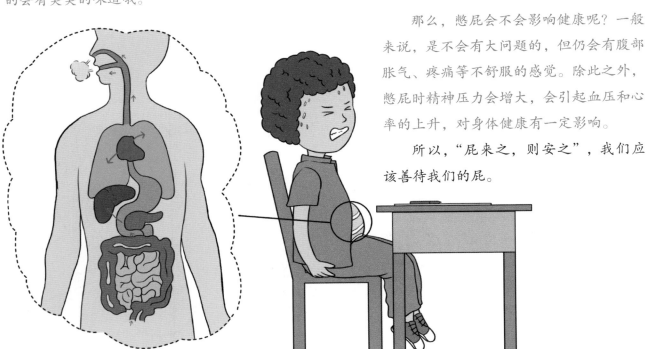

那么，憋屁会不会影响健康呢？一般来说，是不会有大问题的，但仍会有腹部胀气、疼痛等不舒服的感觉。除此之外，憋屁时精神压力会增大，会引起血压和心率的上升，对身体健康有一定影响。

所以，"屁来之，则安之"，我们应该善待我们的屁。

Part 08
细胞与基因的冷知识

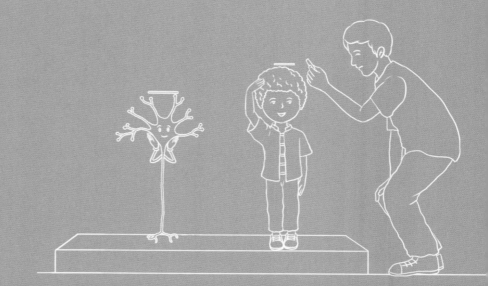

人体内最长的细胞有一米多

"今天科学课上，老师让我们用显微镜观察血细胞。细胞真的太小了。"魏来一回到家就兴冲冲地向爸爸宣布这个新发现。"是的，一滴血里面就有约2.5亿个血细胞。不过细胞有很多种，你确定所有的细胞都很渺小吗？"魏爸爸摸了摸魏来的头。

"细胞是构成生物体的基本单位，细胞虽然种类繁多，但它们有个共同特点，就是都非常非常小，肉眼很难观察到。大多数细胞的大小是10~30微米，但细胞中也有'巨人'，比如与精子结合会孕育生命的卵细胞直径长达140微米。更神奇的是神经细胞，又叫神经元，它们具有长突触，由细胞体和细胞突起构成。它们的形状很特殊，从星形的胞体上会延伸出轴突作为细胞的输出端，轴突一般都很长，有的长度可达一米，有的甚至更长！"爸爸接着解释。

"好长啊！我也要长得更高。"魏来高兴地说。

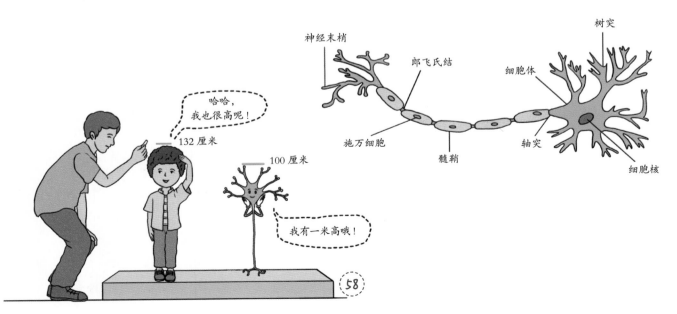

人体内每分钟有3亿个细胞死亡

最近，魏来看书上说身体的细胞每天都在死亡，于是他总心疼自己的细胞。坐在书桌前绞尽脑汁想题的时候，"啊，又牺牲了一大片脑细胞！"在操场上打球不小心摔了一跤，胳膊处蹭破了一点儿皮，自己顾不上疼，倒是心疼皮肤细胞又牺牲了一大批。冬天，魏来的脸颊开始起皮，有的掉落了。"这都是细胞们的尸体呀！"

魏来又担心又心疼，"细胞们不会越来越少吧？如果细胞们都死光了，那我也不存在了吧？"

事实上，细胞死亡的状况比魏来感受到的要严重得多！一般，人体内每分钟有3亿个细胞死亡。成年人体内平均每天有大约700亿个细胞自然死亡，儿童每天有200亿~300亿个细胞自然死亡。这些数字看起来很吓人，但一个普通成年人身体内总共约有13万亿个细胞，就算每天死亡700亿，也只占细胞总数的0.54%，所以我们身体里的细胞不会轻易全部死光的。而且，我们的身体每天还会产生新细胞，对死去的细胞进行补充。

魏来担心的细胞死亡属于不正常的细胞坏死：摔跤的蹭伤是由于外部强力导致细胞坏死，好好养伤可以恢复；冬日皮肤干燥起皮是由于缺水导致细胞坏死，需要多补充水分；至于脑细胞死亡，完全是懒于思考的借口，思考是不会导致脑细胞死亡的，还会加强脑细胞活性，让脑袋越来越灵光！

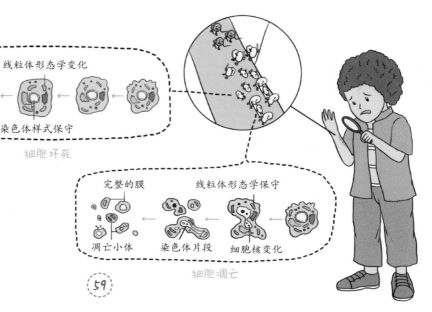

膜破裂　　线粒体形态学变化

染色体样式保守

细胞坏死

完整的膜　　线粒体形态学保守

凋亡小体　染色体片段　细胞核变化

细胞凋亡

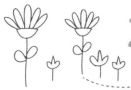

不爱吃香菜是基因在作怪

魏来和朋友一起去餐馆吃面条，老板问有没有什么忌口。

"不要香菜！"魏来照例说道。

"你怎么不吃香菜呢？人家可是'香'菜呀！"朋友疑惑地问道。

"明明是很臭的菜，不知道为什么却要叫个'香菜'的名儿。"魏来解释。

过了一会儿，魏来发现朋友把碗里面的香菇一个一个拣了出来。

"你不吃香菇吗？你怎么不吃香菇呢？人家可是'香'菇呀！"魏来以牙还牙。

"明明是很臭的菇，不知道为什么却要叫个'香菇'的名儿。"朋友愣了一下，然后反击道。

魏来的朋友不吃香菇可能是个人喜好，但魏来不吃香菜可是有原因的。

实验证明，爱吃香菜的人都认为香菜具有一种独特的香味儿，是一种很好的调味品。资料显示，世界上有大约 15% 的人讨厌香菜。他们认为香菜的味道很刺鼻，吃起来就像吃肥皂似的，这其实是因为他们拥有 OR6A2 的特定基因，可用来检测香菜中的独特气味，使他们闻到香菜时觉得有一种非常恶心的感觉，闻之色变。

所以，不吃香菜并不是挑食哦，只是基因在作怪罢了。

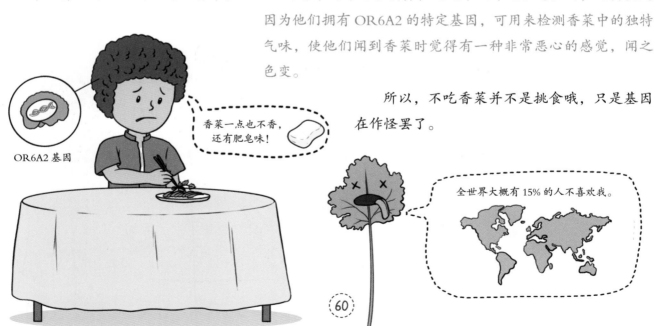

OR6A2 基因

香菜一点也不香，还有肥皂味！

全世界大概有 15% 的人不喜欢我。

双胞胎的 DNA 并不完全一样

双胞胎在班里都会很引人注目吧！隔壁班有一对双胞胎兄弟，两个人长得几乎一样，性格也差不多。这学期魏来的班上也转来了一对双胞胎姐妹。魏来下课带她们熟悉学校，却发现她们长得不一样，性格也不同。

为什么有的双胞胎长得很像，有的没有那么像呢？魏来带着问题，回到家后向爸爸讲了这个事。

魏爸爸解释道，双胞胎其实分为两种，同卵双胞胎和异卵双胞胎。妈妈的一个卵子和爸爸的一个精子结合产生的一个受精卵，然后受精卵一分为二，形成两个胚胎，就是同卵双胞胎；妈妈的两个卵子分别和爸爸的两个精子结合，形成两个胚胎，就是异卵双胞胎。同卵双胞胎的 DNA 几乎一样，异卵双胞胎的 DNA 不太一样，所以异卵双胞胎长得一般也不太像。

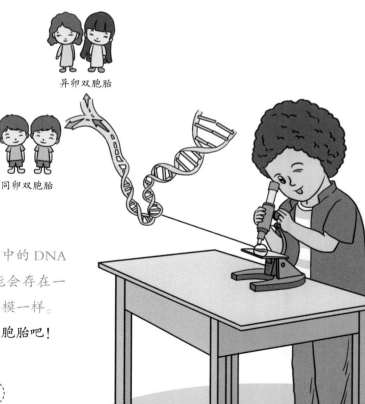

异卵双胞胎

同卵双胞胎

同卵双胞胎的 DNA 理论上是一样的，但由于环境等影响，同卵双胞胎长大后，虽然细胞核中的 DNA 基本是相同的，但细胞质中的 DNA 在数量上可能会存在一些差别，所以同卵双胞胎会长得很像，但也不会一模一样。

魏来班上转来的这对双胞胎姐妹应该是异卵双胞胎吧！

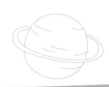

DNA 总长度相当于
往返地球和冥王星

晚上，魏来和妈妈一起读绘本，小栗色兔子和大栗色兔子在比赛"到底谁爱对方更多一点"。小兔子说："我爱你一直到月亮那里。"大兔子安抚小兔子睡下后，躺在小兔子身边，微笑着轻声说："我爱你一直到月亮那里，再回到你身边。"魏来想象着从身边到月亮那里，又从月亮那里回到身边来，真的好长、好长，好遥远、好遥远呀！世界上一定没有比这更长、更遥远的事物了吧！突然，魏来好像想起了什么，跑到书架上找到一本百科书，边翻边问妈妈："妈妈，是月亮离我们远，还是冥王星更远呢？""月亮是地球的卫星，离我们更近，冥王星更远。"妈妈答道。

妈妈也想了想，拿过百科书，翻到介绍 DNA 的那页读起来"DNA 是我们从父母那里继承而来的物质，是建造我们身体的蓝图。如果我们把体内所有的 DNA 分子拉直相连，其长度相当于从地球到冥王星，再返回地球。"

"妈妈，我爱你从 DNA 这头到 DNA 那头！"魏来激动地说。

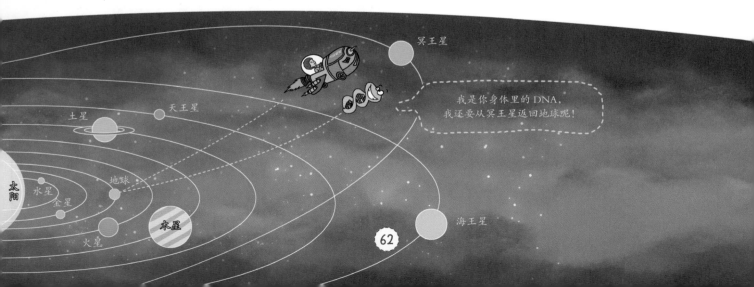

我是你身体里的 DNA，
我还要从冥王星返回地球呢！

62

Part 09
病毒、细菌 与人类的冷知识

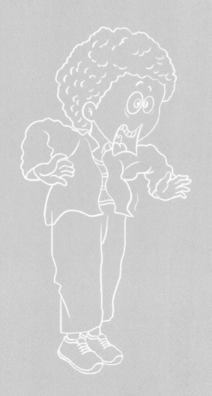
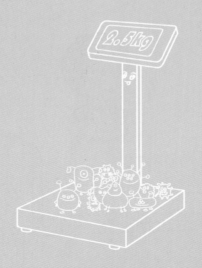

癌细胞会被饿死吗

"妈妈，隔壁小区的李爷爷这几天怎么不去公园放风筝了，我都想他啦。"魏来不停地摇着妈妈的胳膊。

妈妈摸了摸魏来圆嘟嘟的脸蛋，说："李爷爷被身体里一群叫作癌细胞的坏家伙给缠住啦，等李爷爷打败它，就能陪你去放风筝了？"

"爸爸妈妈，那我们快去赶跑那些癌细胞好不好。"魏来拉着走来的爸爸说。

"那些癌细胞特别厉害，它们住在李爷爷的身体里，除了李爷爷，谁都赶不走它。"爸爸说。

"啊？"魏来难过得低下了头，"那癌细胞吃不吃东西呀？让李爷爷少吃东西，把癌细胞饿死可以吗？"

爸爸蹲下身摸着魏来的脑袋说："癌细胞是不会被饿死的。因为就算癌症病人不吃饭，癌细胞每天仍然需要较多能量、热量来维持自身的生长繁殖，它们会抢夺正常细胞、正常组织的营养来供给自己，这样病人会越来越消瘦，最后身体虚弱、病情恶化，更没有力气对抗癌细胞，因此饿死癌细胞并不科学。"

"哦，原来这样啊，那我把我最爱的零食都带去给李爷爷，补充营养，早日把那些'大坏蛋'都打败、赶跑！"魏来握着拳头说。

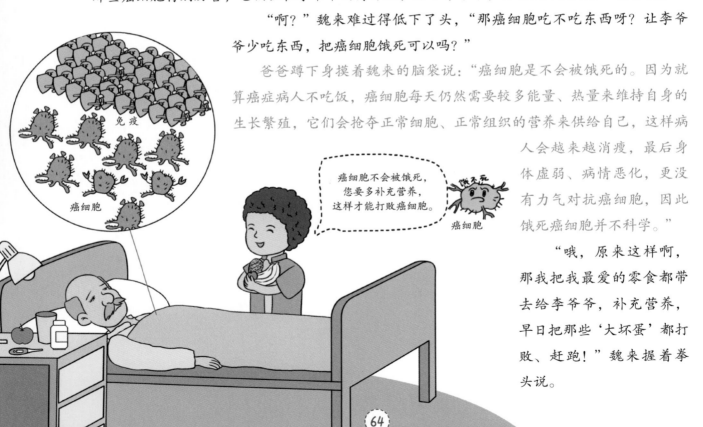

免疫

癌细胞

癌细胞不会被饿死，您要多补充营养，这样才能打败癌细胞。

饿天死

癌细胞

人类 8% 的基因居然来自病毒

星期天，魏来和妈妈一起躺在沙发上看绘本。

魏来发现正要出门的爸爸没戴口罩道："爸爸，你怎么出门不戴口罩，妈妈说现在外面有好多病毒，它们可厉害了，会钻到我们身体里，然后赶都赶不走。"

"魏来棒棒哒！谢谢提醒。"爸爸笑着说。

"妈妈，病毒这么坏，是不是把所有的病毒都消灭了我们就安全了？"魏来好奇地问道。

"嗯，病毒是坏，但并不是完全很坏。其实，我们身体里有 8% 的基因来自病毒，它们在很多很多年前和我们的祖先一起生活，然后一代又一代地传给了我们。"妈妈说。

早在人类出现之前，病毒就占领了我们现在生活的地方。即使历经高温、严寒或干旱等，病毒仍然无处不在。它们还在我们的基因里留下了丰富的信息，人类 DNA 片段中 8% 来自病毒。比如，胎盘中有一种叫作合胞素的病毒基因。合胞体滋养层会分泌合胞素，使胚胎黏住母体，获取营养，否则胎宝宝无法在妈妈体内安全存活下来。合胞素的基因就来自曾经感染带有胎盘类哺乳动物的两种病毒。

病毒对人类的进化很重要，但不可否认，病毒更是自然界的冷血杀手。我们既要认识病毒，也要防止它们伤害我们的身体。

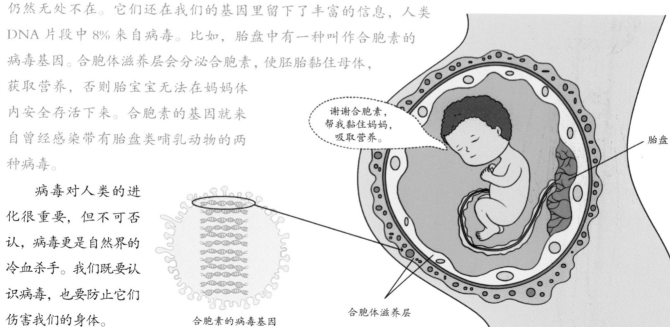

谢谢合胞素，帮我黏住妈妈，吸取营养。

胎盘

合胞素的病毒基因

合胞体滋养层

益生菌活在我们整个身体里

早上，大家一起坐在餐桌前吃早饭。

"魏来，多喝点这种益生菌酸奶，对身体有好处。吃了可以长高高哦。"爸爸指着桌子上的益生菌饮品对魏来说。

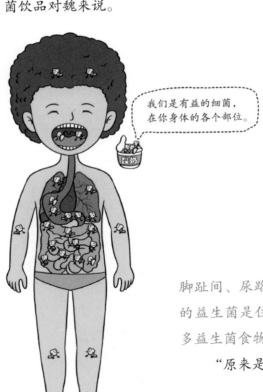

我们是有益的细菌，在你身体的各个部位。

"益生菌不是坏东西吗？"魏来惊讶地看着爸爸。

"妈妈说让我勤洗手，不要染上细菌，细菌是菌，益生菌也是菌，所以它们是坏东西，我不要喝。"

"哈哈哈，你想错啦，细菌不全是有害的。益生菌也不是坏东西，它们是一类对人体有益的活性微生物，活在我们整个身体中，产生确切的健康功效，改善人体微生态平衡，发挥对肠道有益作用。"爸爸说。

"真的吗？在哪儿呀，是在肚子里面吗？"魏来问。

"不只是我们的肚子哦！益生菌住在我们的口腔、鼻腔、牙龈、食道周围，在关节、腋窝下、脚趾甲、脚趾间、尿路和许多其他地方，甚至肺、大脑里也住着好多。最大数量的益生菌是住在结肠，它们改善肠道健康，维持身体的菌群平衡。有许多益生菌食物非常美味健康，如奶酪、酸奶、香蕉、蜂蜜等。"爸爸解释。

"原来是这样呀，那我以后要多喝益生菌饮品。"魏来说。

我们身体里有1~4千克细菌

"爸爸，我今天出去玩回来忘洗手了。妈妈生气不让我看动画片，您能不能帮我劝劝妈妈呀。"魏来扒拉着爸爸的胳膊。

"不洗手是不好的哦，会沾染到很多细菌，对身体不好。"爸爸严肃地说。

"爸爸，你说的不全对哦，细菌有细菌存在的道理。爷爷说，我们每个人的身体都是各种微生物的'游乐场'，身体里面有1~4千克的重量都来自于细菌呢！"魏来摸着下巴说。

"哦，那爸爸要好好听你讲讲了，我也有不懂的呢！"

魏来偷笑了下，又拉了拉衣领，开始郑重地讲："1~4千克重量的细菌是身体必不可少的东西。比如肠道的细菌可以分泌一些酶，帮助我们消化食物。还有的在身体其他地方帮我们抵挡病菌、调节免疫系统……所以它们真的很重要。"

"原来如此，魏来真棒，爸爸都不知道这些知识呢，谢谢儿子的小课堂。"

"爸爸，我讲了知识，您能不能去帮忙劝妈妈呀？"魏来说。

爸爸拉过魏来的手，说："其实，只要你把手洗干净了，妈妈就会让你看动画片了，妈妈才舍不得跟魏来生气呢！"

"真的吗？可细菌也有好的呀！"

"细菌确实有好的，但你手上的可能是有害菌，所以我们要勤洗手呀！"

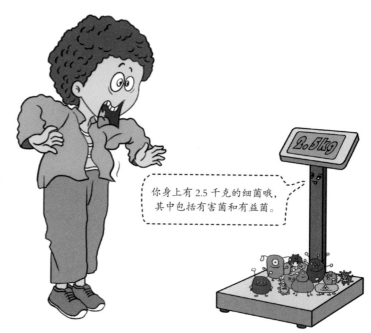

你身上有2.5千克的细菌哦，其中包括有害菌和有益菌。

肠道细菌竟能影响心情

"魏来，多吃青菜，青菜有营养。"饭桌上，妈妈对魏来说。

"不吃，青菜吃起来是苦的，我才不要吃呢。"魏来连忙摆手。

"魏来，你知道吗，这些食物不仅美味而且对身体好，如果你肠道里的细菌菌群看见它们，会很开心的。"

"肠道里的细菌开心了，可我不开心了。"

"哈哈，其实你说反了哦，肠道里的细菌菌群和身体有很大的关系，它们还能影响到我们心情呢。"

"真的吗？"魏来挠了挠头。

"真的。肠道健康影响人的情绪，人的情绪也会影响肠道健康。因为肠道和大脑会通过'肠—脑轴'这个'信息桥梁'进行多种不同方式的对话。肠道细菌产生的许多化学物质可以刺激神经细胞，产生信号，信号通过神经被传送至大脑。大脑接收到信号后控制我们的感觉和情绪。当我们紧张、焦虑、生气时，肠道能通过'信息桥梁'接收到来自大脑的反应，导致肠道菌群失衡，可能会出现肠胃疾病。

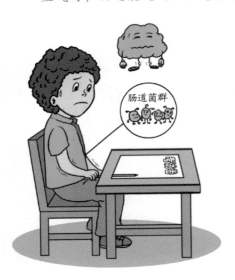

肠道菌群

当然，肠道菌群也会产生'神经递质'，帮助我们控制恐惧和焦虑的感觉。如果我们合理搭配饮食，肉类、蔬菜、水果都吃，不挑食，营养均衡了，肠道菌群就会很高兴，还会告诉大脑，大脑高兴了，作为它的主人，我们也就拥有一天的好心情啦！"

"哇，原来是这样。妈妈，多给我夹一些青菜吧，我要让我的肠道菌群开心起来！"魏来说。

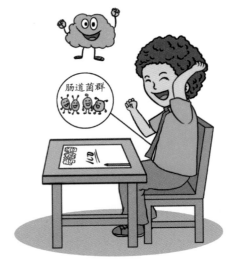

肠道菌群

后　记

这本书幽默有趣，惊喜不断，

深化了我们对身体的认识，揭示了很多身体的秘密。

不止身体，生活中还有很多奥秘等待我们去解锁。

愿你永远天真，以好奇心为驱动力，去探索、发现更多有趣的知识。

谨以本书，献给始终拥有好奇心的你！

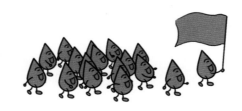

责任编辑：张 弛
文 案：戚晓雪
文稿撰写：袁晓丹 包欣悦 武伟文
插图绘制：王鸽绘画工作室 孟丹华 王荷芳